実身美《サンミ》の養生ごはん

忙しさとストレスに追われて、
食事を「適当に」すませてしまう。
そんな人たちにも、外食で
「家族のために作るような食事」を
食べてもらいたい。実身美をはじめたのは、
そんな気持ちからでした。

お店をはじめてから18年。
玄米ごはんを中心に、
酵素や食物繊維もたっぷり摂れる
メニューを提供することによって、
「体調がよくなった」
「肌がきれいになった」
「健康診断の結果がよくなった」といった
お客様の声をいただけていることは、
私たちのなによりのよろこびです。

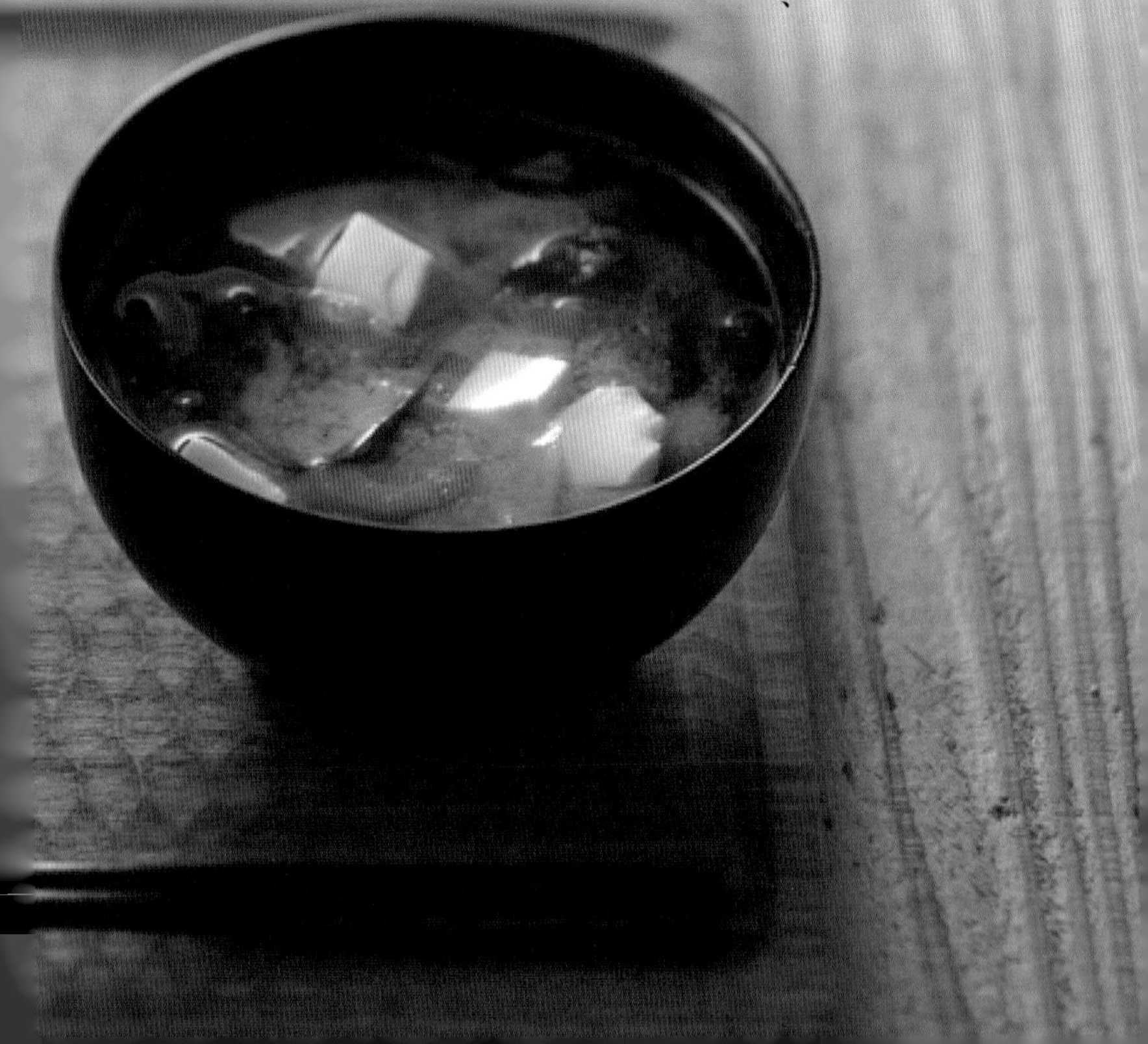

また、食べるだけでなく
知識も持ってもらいたいとはじめた
健康講座も、ありがたいことに
年々受講希望者が増え、最近では
予約がとれないほどになっています。

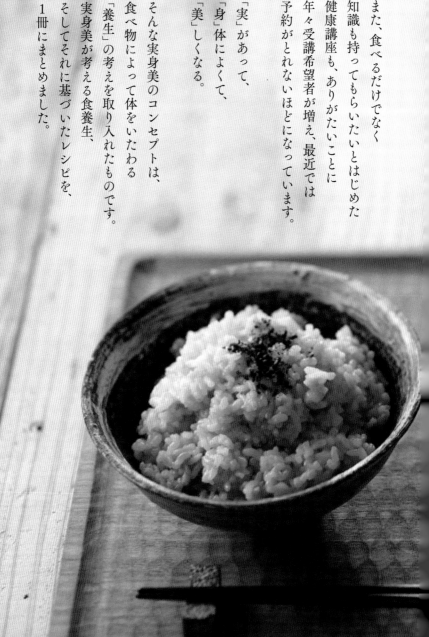

「実」があって、
「身」体によくて、
「美」しくなる。

そんな実身美のコンセプトは、
食べ物によって体をいたわる
「養生」の考えを取り入れたものです。
実身美が考える食養生、
そしてそれに基づいたレシピを、
1冊にまとめました。

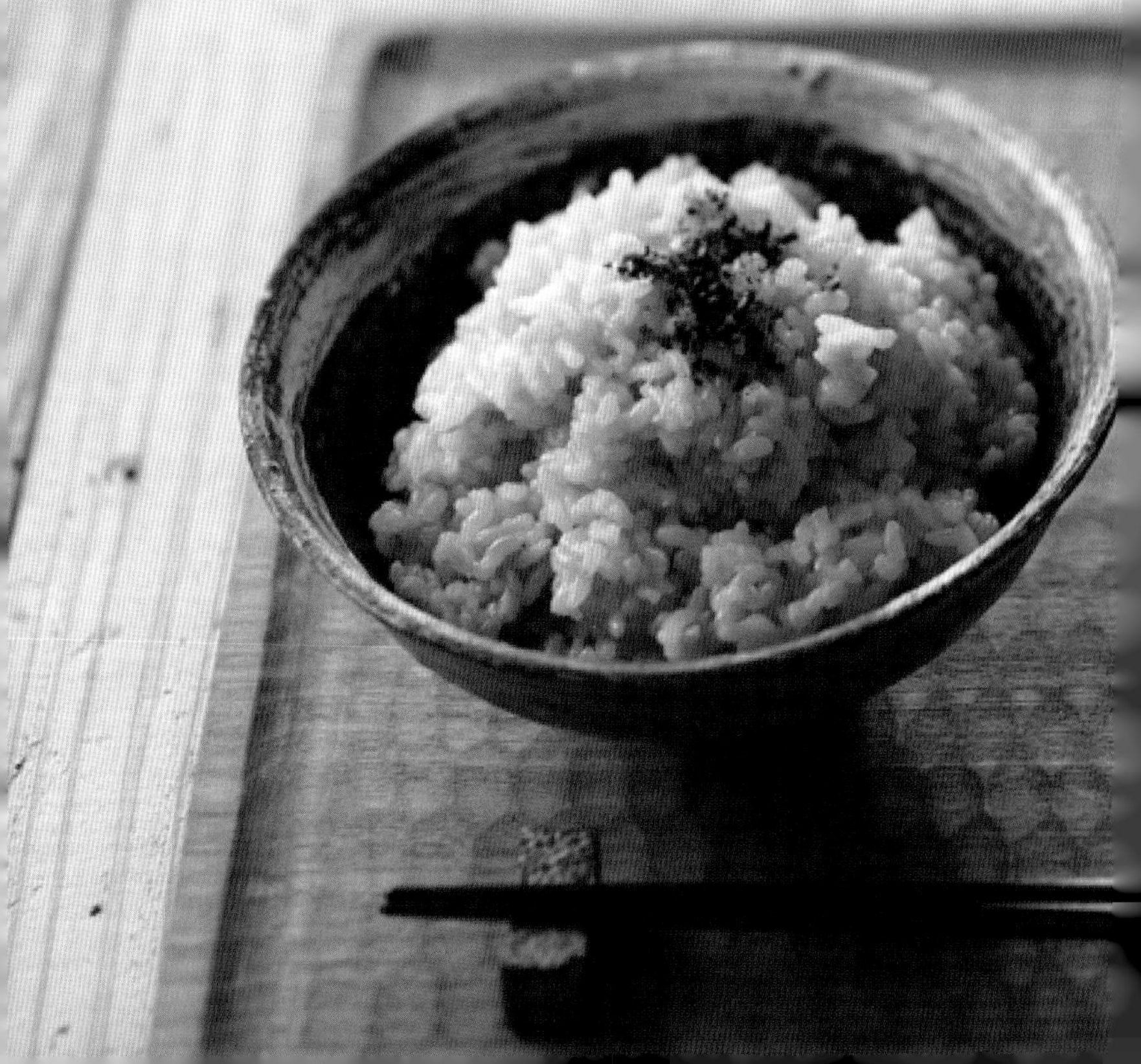

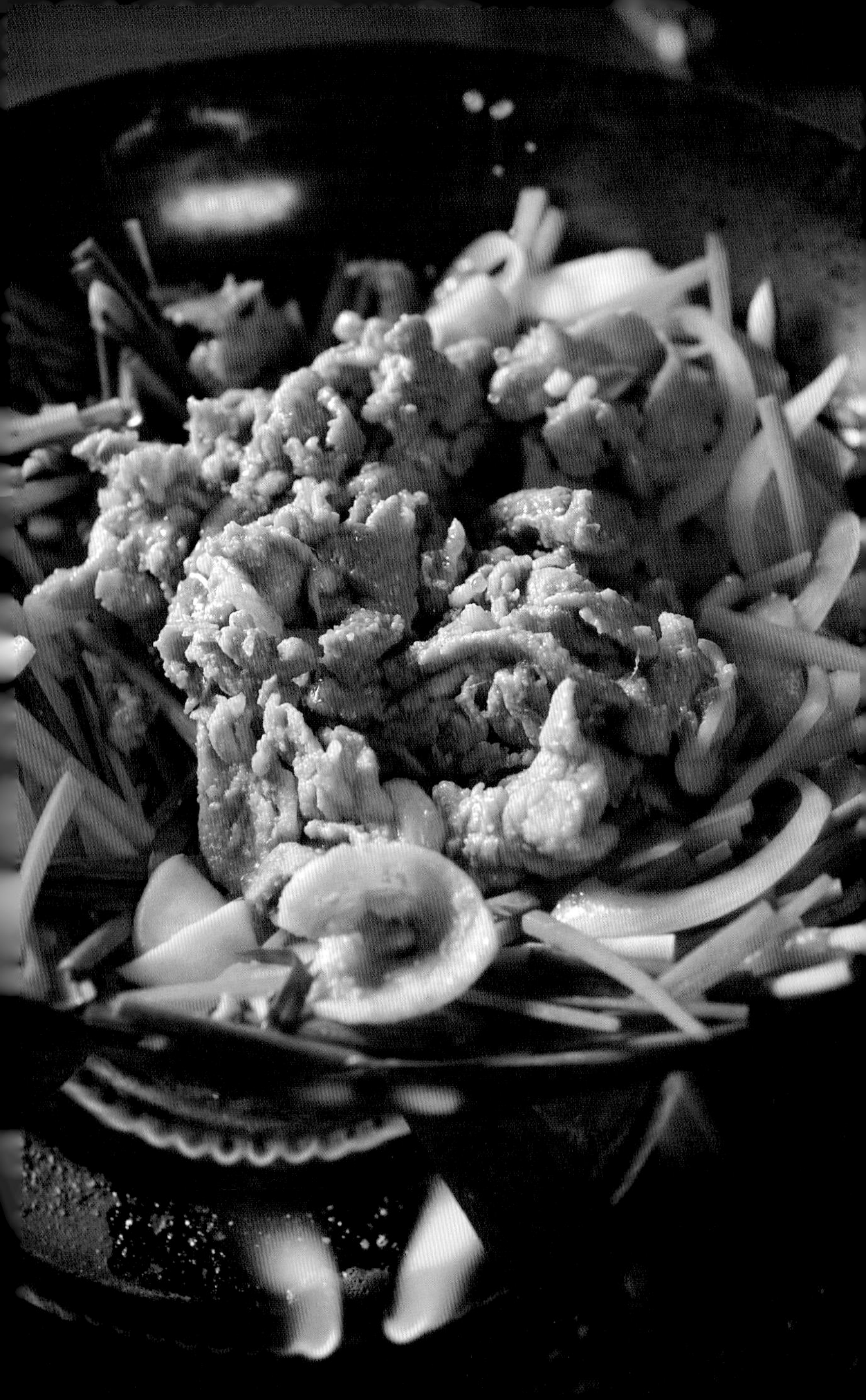

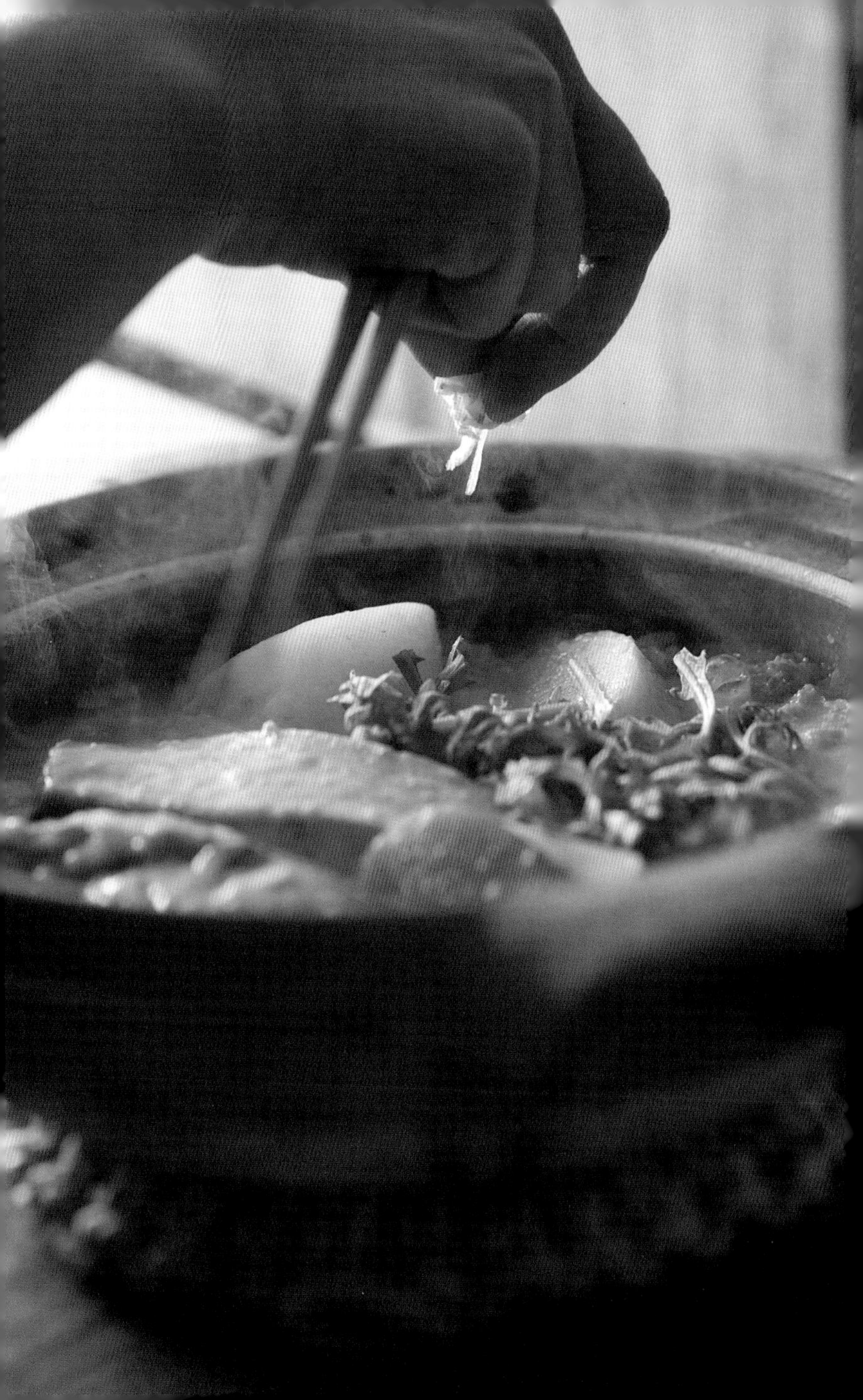

実身美の考える食養生

季節の食材、食べていますか？

スーパーに行けば、一年中ほとんどの野菜が手に入ります。気がつけば買っているのはいつも同じ野菜だったりしませんか？

季節の食材には、その季節に私たちの体にとって必要な栄養素が多く含まれています。たとえば、春に芽が出る山菜や緑の濃い野菜は、冬に溜め込んだ老廃物を排出し、血液をきれいにしてくれる働きがあります。夏は、強い紫外線にさらされて活性酸素が発生し、体の内側が酸化したり、老化しやすくなりますから、そんなときには抗酸化作用の強いトマトやピーマンなど、色鮮やかな夏野菜を食べるのが正解です。

これは偶然ではありません。

野菜は根が生えて、地面から動くことができませんから、夏の強い紫外線から身を守るには自分自身が抗酸化物質を作るしかないのです。そして、それを食べる私たち人間は、そんな自然の恩恵を受けているといえます。

スーパーにも、旬の食材はちゃんと並んでいます。そして、そんな野菜たちは元気で「おいしそう」な顔をしているはず。また、体に必要なものはちゃんと「食べたくなる」ものです。旬のおいしい野菜を食べたくなる感覚は自分自身の中にあるはずですから、そのようなサインに敏感でいたいものです。

この本では、四季折々の食材と、やはり四季に適した調理法を組み合わせ、私たちに寄り添ってくれる食事「養生」をご紹介したいと思います。

自分の心身の状態を いちばん知っているのは自分です

人には感覚というものがあります。健康情報や知識は頭で考えがちになりますが、いちばん大切なのは、自分の体調の変化や食べ物を食べて、自分自身がどう感じるか、ではないでしょうか。

たとえば「腰が痛い」とき。整形外科に行って腰の歪みがわかるかもしれないし、内臓由来のものや、ストレスが原因のことがあるでしょう。なにか不調が現れたときに、

・ストレスを感じていないか
・ストレスがどこに出やすい体質か
・アレルギーや基礎疾患
・遺伝的な要素

といった自分にまつわるデータを持っておき、そのときの「感覚」と照らし合わせれば、対策が見つかりやすくなります。ストレスを感じるとビタミンB群を消耗しやすいので補給すると調子がいい、カルシウムが不足すると塩辛いものを食べすぎてしまう、など、観察を積み重ねることでわかってくることがたくさんあるはずです。

私たちの心身により神経を使い、24時間、事細かに観察できるのは、どんな名医よりも自分自身にほかなりません。いつも自分の内面に目を向けることを忘れず、調子がよければなぜよくて、どうすれば持続できるのか、悪いときはどんなケアが適切なのかを判断できるようにしておきましょう。もちろん神経質になりすぎる必要はないし、ときにはお医者さんの力を借りますが、それでも、ひとつひとつの「感覚」から判断をするのは自分自身であることを忘れずに。

情報を鵜呑みにせず、知識と感覚をすり合わせる

テレビやインターネットには、日々健康情報が大量に流れています。いろいろな知識が、否が応でも耳に入ってきますが、情報量が多すぎて、なにが自分にとって必要な知識なのかがいまひとつわからない。そのときは意識するけれど、気がつくといつもの慣れた生活に戻っている。そんな人が多いのではないでしょうか。

たとえば、牛乳。同じ医学博士でも、A先生はいいと言い、B先生はよくないと言っていたりもします。一体どちらを信じたらいいのか、一般の消費者には判断しようもありません。ふたりの医学博士の研究はどちらも正しいものだとしても、それは〝ある側面において〟正しいことであって、その結論が〝自分にとって

正しいかどうか〟は、自分で判断しなければならないのです。
　牛乳がある面でとってもいいものだとしても、あなたが牛乳を飲むとお腹がゴロゴロする体質だったら、それは生まれつきの消化酵素のラクターゼが少ないから。そういう人は牛乳を飲まない方がいいですし、飲んだら調子が悪くなることを感覚で知っているはずです。

　体質、遺伝やアレルギー、毎日の仕事が肉体労働なのかデスクワークなのか、ストレスが多い時期なのか少ない時期なのか。自分の体の感覚を生かして、自分自身の体調を日々観察しておくことが必要だと思います。

　知識をやみくもに拾って頭でっかちになるのではなく、これを食べると調子がいいのか悪いのか、感覚を磨き、知識と感覚をすり合わせることをおすすめします。

目次

解毒の季節、緑の野菜でデトックスを

春のごはん

紫外線対策に、夏野菜の抗酸化力を味方につける

夏のごはん

秋のごはん

滋養たっぷりの実りで、栄養補給

目次

冬のごはん

冷えと乾燥に、
体を内側から温め、潤す食材を

スイーツは心の栄養、
自然な甘味でリラックス

おやつ

この本のレシピについて

◎材料の表記は大さじ1＝15mℓ、小さじ1＝5mℓです。

◎1gが量れる計量スプーンもあるとより便利です。

◎野菜などの食材の大きさには個体差があります。レシピには目安となる分量や調理時間を表記しておりますが、様子を見ながら加減してください。

◎「野菜を洗う」「皮をむく」「へたを除く」などの基本的な下ごしらえは省略しているものもあります。

◎飾りに使用した材料は明記していないものもあります。お好みで追加してください。

だしのとり方

きちんととっただしは、旨味があり、塩分や糖分を控えることができます。時間があるときにまとめてとっておき、小分けにして冷凍しておいてもいいでしょう。レシピに登場する「だし汁」は、この中のどれを使っても大丈夫です。

基本のだし

昆布とかつおぶしでとるだしは、和食の基本。味の要になります。

材料（作りやすい分量）

水…………………1ℓ
昆布………………10g
かつおぶし………20g

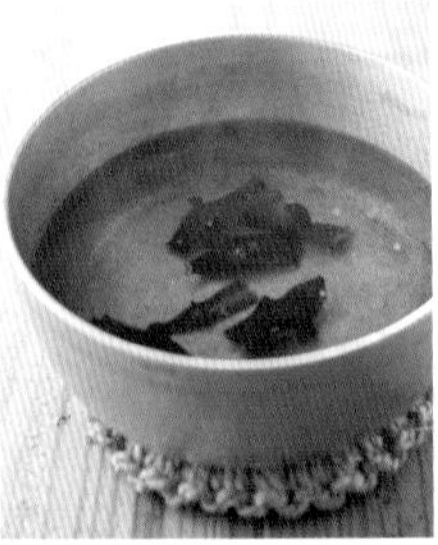

1
鍋に水と昆布を入れ、弱火にかける。

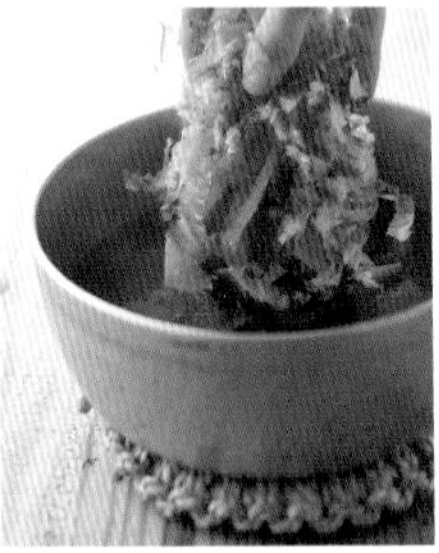

2
昆布からふつふつと泡が出はじめたら、かつおぶしを入れ、弱火で5分ほど煮る。

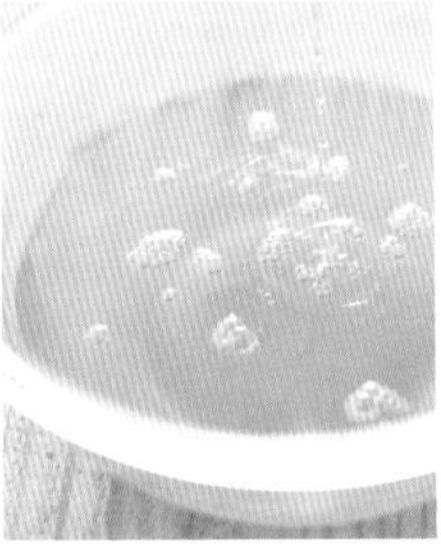

3
ざるなどでこす。

水出し

時間をかけて、手間なくとれるのが便利。1週間ほどもちます。

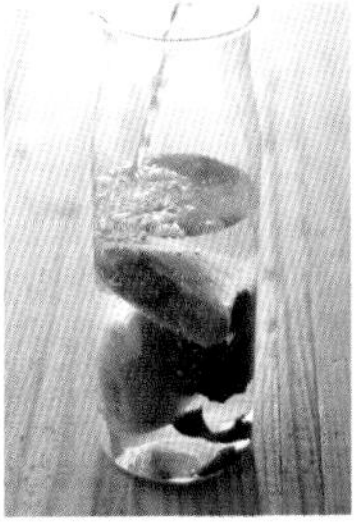

材料（作りやすい分量）

水 ………………… 1ℓ
昆布 ……………… 10g
かつおぶし ……… 20g

1

お茶パックにかつおぶしを入れ、他の材料と一緒にポットに入れる。

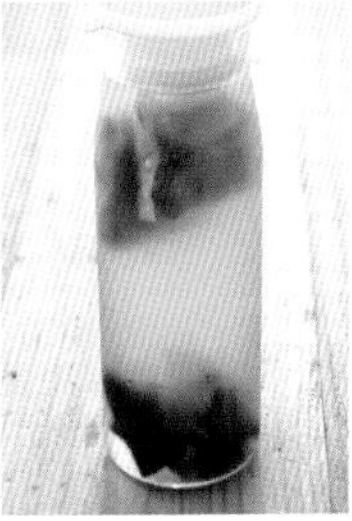

2

冷蔵庫にひと晩入れておく。

いりこだし

カルシウムなどのミネラルがより摂れる、独特の風味のおだし。

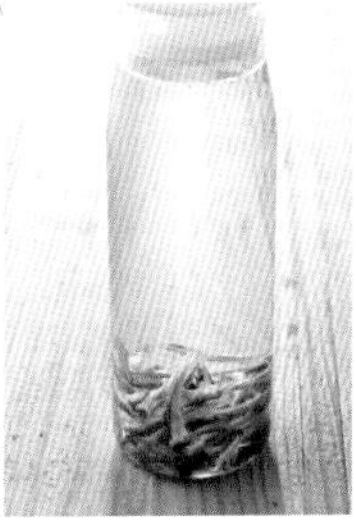

材料（作りやすい分量）

水 ………………… 1ℓ
昆布 ……………… 10g
いりこ（頭と内臓を除く）
…………… 正味20g

1

ポットに材料をすべて入れる。

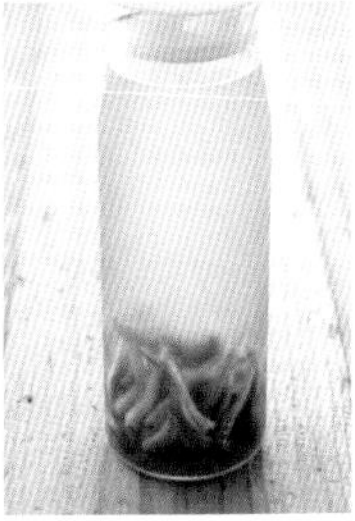

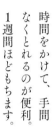

2

冷蔵庫にひと晩入れておく。

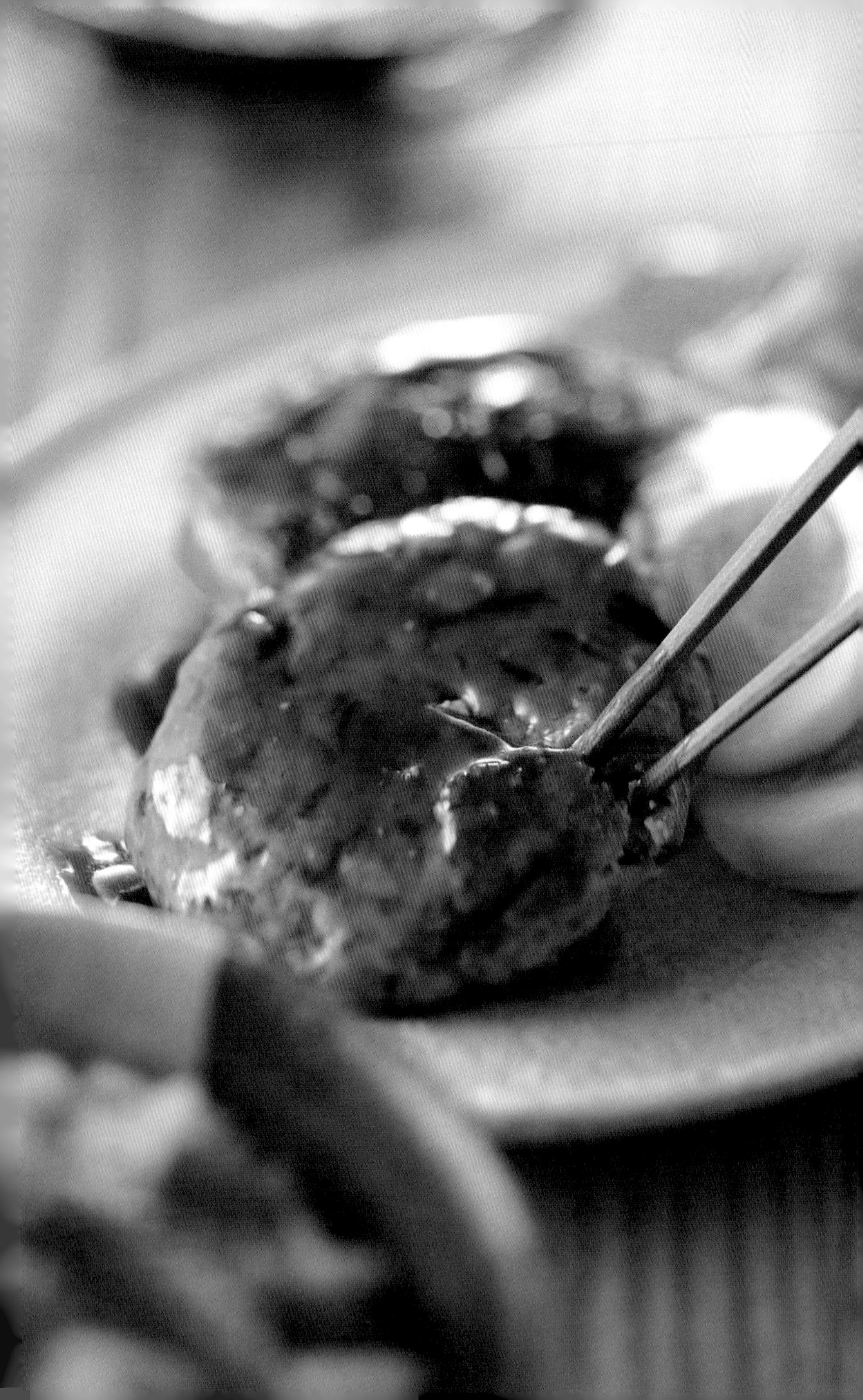

春のごはん

解毒の季節、
緑の野菜で
デトックスを

厳しい冬を乗り越え、春は新しい1年のはじまり。体もまた、リフレッシュするべくデトックスモードになります。生命力に溢れ、体の循環をよくしてくれる山菜や葉野菜、滋養たっぷりの貝などをたくさん食べて、軽やかに四季をスタートさせましょう。

春の調理

蒸す

「蒸す」というのはとても有効な調理法。油を使わず、水に浸さないので栄養や機能性成分が流出せず、余すところなく食べることができます。特に包み蒸しやホイル蒸しなど、食材を覆って蒸し、煮汁まで食べれば、栄養成分をしっかり摂れます。

　冬と夏の間で陰と陽のバランスがよく、暖かくなりはじめる春は、ほどよく火を通し、栄養をまるごと食べられる「蒸す」調理法がぴったり。冬には砂糖や脂質を摂って体に溜め込みやすくなるので、野菜が持つデトックス効果を取り入れるのが正解なのです。調理法としても、こってりした煮物や夏の勢いある炒めものと違い、砂糖や油を減らすことができるシンプルさ。味の流出も少なく、それぞれの味の個性が際立つ調理法ですから、それぞれの野菜の味を再確認できます。

　春は、旬を迎えた野菜をさっと蒸し、その実力をできるだけすっきりと、シンプルにいただきましょう。

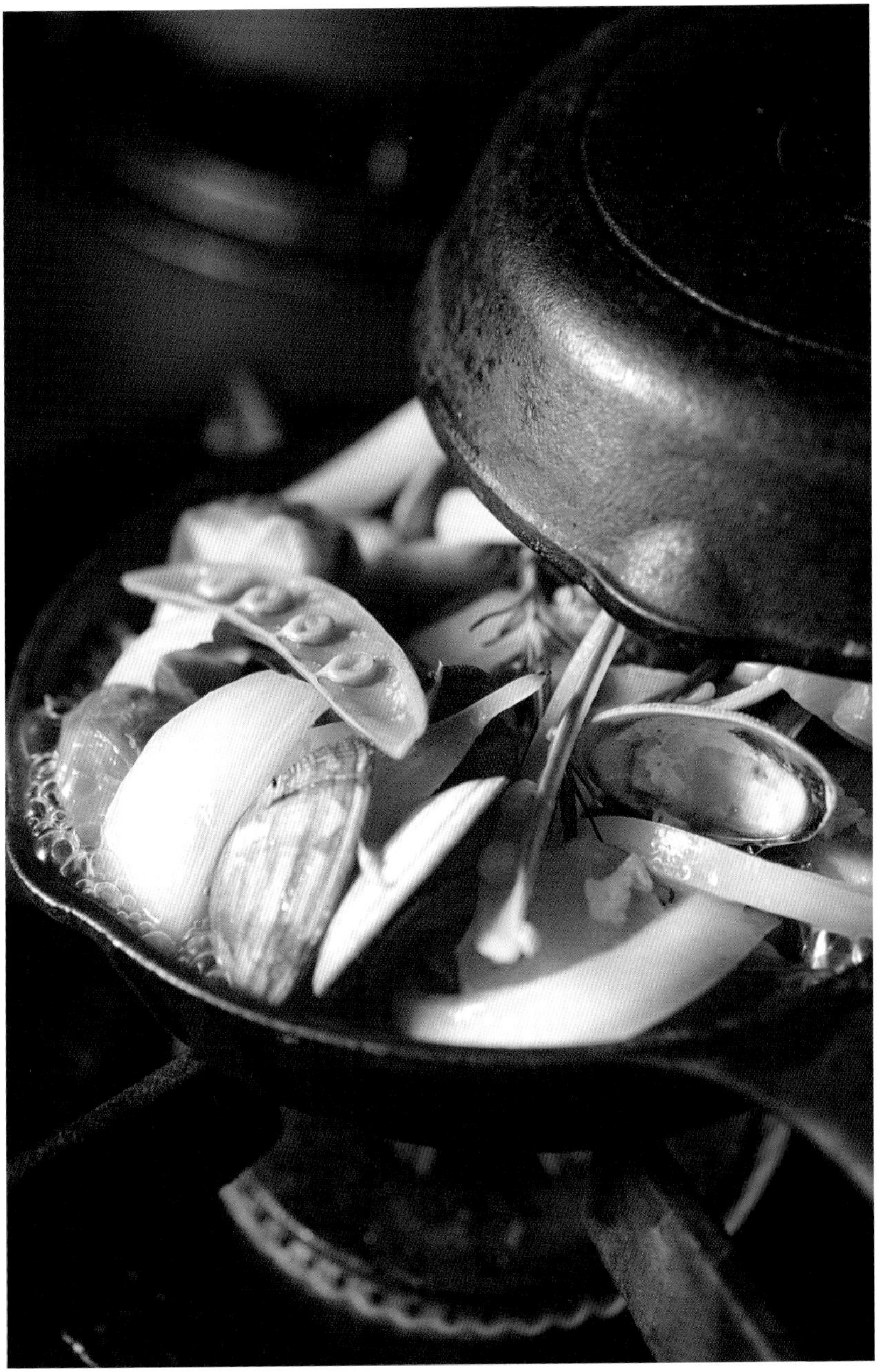

春は芽吹きの季節。緑の野菜や山菜を食べて

春は植物が芽吹く時期。種からひょっこりと顔を出す芽の部分は生命力そのものです。冬の冷たい大地から生命が芽吹くのですから、自然のエネルギーが凝縮しているイメージ。たとえば、こごみやつくしといった山菜、菜の花など、芽を味わう緑のものが多いのが春の特徴。グリーンアスパラガスや春キャベツといった野菜も店頭に並び、鮮やかな緑色を見て、春の訪れを感じる人も多いかもしれません。

野菜以外でも、春はあさりがおいしくなります。あさりはタウリンという成分が多く、体の解毒を促してくれる物質が豊富。旬のあさりはおいしいだけでなく、このタウリンが多くなるのも特徴です。

春は、陰陽五行の考え方で「解毒の季節」といわれます。冬にため込んだものをデトックスするタイミングだからです。たしかに、植物が芽吹くのと同時にアトピーなどの症状が悪化するとい

う人も多いでしょう。これは体が毒を排出しようとしている証拠。排出するときには肝臓が疲れるので、肝臓にいいとされる苦味のある食材を食べます。苦味のある食材はというと、最初に書いた山菜や、春の野草・よもぎ、芽を味わうたけのこもそうですね。そう、芽吹く食材には解毒作用があるのです。

また、もうひとつの特徴の「鮮やかな緑色」にも秘密があります。緑の色素・クロロフィルは、酸素を運ぶヘモグロビンと化学式が似ていて、クロロフィルもまた、体内で酸素を運び、血液をきれいにしてくれる働き者。こういった春の野菜は栄養価も高く、さらには植物にしかない化学物質のファイトケミカルも摂ることができます。

春はデトックスの季節。「木の芽」「緑のもの」を意識して摂り、溜め込んだ毒素を効率よく排出しましょう。

腸内環境をととのえ免疫も心も強くしたい

今、医学の世界でも注目されている〝腸内細菌〟。腸では免疫細胞の8割が作られているほか、セロトニンというメンタルをリラックスさせる物質が作られるので精神的な安定も得られます。そんな腸の中で活動しているのが、腸内細菌なのです。

腸の中には、重さにして約1・5キロもの腸内細菌がいるといわれており、さらに、腸内細菌には善玉菌と悪玉菌があります。文字通り、よい菌と悪い菌ですから、善玉菌を増やすことで腸内環境もととのえられるというわけです。

善玉菌を増やし、活発に活動させるにはふたつの考え方があります。ひとつは、腸内環境をよくする「プロバイオティクス」という考え方。ヨーグルトを食べてビフィズス菌を摂るのはこちらです。もうひとつは、善玉菌の餌になるものを食べる「プレバイオティクス」という考え方で、オリゴ糖などがこれに当たります。

腸内環境をととのえるといえば食物繊維を思い起こす人も多いでしょう。これにも2種類があり、ひとつは、水に溶けない、ごぼうなどに含まれる不溶性食物繊維。こちらは吸収されずに腸の中を老廃物を絡め取るようにお掃除をし、排出されます。一方、寒天や海藻のネバネバなどに含まれる水溶性食物繊維は、善玉菌の餌になり、腸内環境をととのえます。

ちなみに、玄米には、水溶性・不溶性両方の食物繊維が含まれており、玄米は腸にとってとてもうれしい食材のひとつです。

腸がきれいになれば、精神的に安定し、免疫は強化。肌もきれいにととのうなどうれしいことがいっぱい。意識して腸をきれいにする食品を摂るように心がけましょう。

食べるときは〝心〟も大切。楽しく食べるのが基本です

まったく同じ料理でも、家族と楽しく会話をしながら食べるときと、悩みごとやストレスを抱えながら食べるのでは、味が違うと思いませんか？　実はこれ、気分の問題だけでなく、体にとっても大きな違いがあるといわれています。

たとえば、緊張などでお腹が痛くなってしまうことがあるのがわかりやすい例。同じものを食べても、ストレスのせいで消化がうまくいかなくなってしまうのです。腸内環境のバランスが崩れてしまい、無論、せっかくの栄養が上手に吸収されなくなってしまいます。

「私はいいものだけを食べている」「体に悪いものは口にしない」という考え方の人がいます。オーガニックの食材を選び、化学調味料を使わないといったこだわりはとても大切なことですが、そればかりに目が向いてしまい神経質になりすぎて、本来いちばん

大切な〝食べる楽しさ〟を忘れないでください。

また、ひとりで食事をするときは特に〝楽しむこと〟を置き去りにしてしまいがち。まずは気持ちをリラックスさせ、自分を大切に労《いた》わるための時間という意識を持ちましょう。

口に入れる食べ物だけを見るのではなく、食べる環境、一緒に食べる人、心持ち……視野を広くもって、楽しみながら食事をすることが、体にとっても大切なことなのです。食べるときは「心」でもおいしく味わえるようになりましょう。気持ちの問題だけでなく、消化や吸収の面からも体への影響が違ってきます。

春になると出回る、春キャベツ。水分が多くてやわらかく、優しい甘味をたたえています。重くなりがちなメンチカツに春キャベツをたっぷり使って、軽やかに仕上がり、さらに消化促進にも期待して。

たっぷり春キャベツの メンチカツ

材料（2人分）

春キャベツ
（なければ普通のキャベツ）
…………………………150g
塩…………………………小さじ⅔
薄力粉……………………50g
水…………………………100㎖
パン粉……………………60g
豚挽き肉…………………170g
木綿豆腐…………………40g
黒こしょう………………3ふり
揚げ油（米油）…………適量

〈つけ合わせ〉
キャベツのせん切り、レモン
…………………………適量

作り方

1 キャベツはみじん切りにする。塩を小さじ⅓ふってもみ、しばらくおく。

2 薄力粉をバットに入れ、分量の水を少しずつ加えて泡立て器で溶く。別のバットにパン粉を入れる。

3 ボウルに水けをしぼった**1**、挽き肉、豆腐、塩小さじ⅓、黒こしょうを入れ、手で15回以上こねる。

4 **3**を6等分し、小判形にまとめる。**2**の水溶き薄力粉にくぐらせ、パン粉をまぶす。

5 油を170℃に熱し、温度を保ちながら5分ほど揚げる。途中で1回返す。キッチンペーパーにとり、油をきる。皿に盛り、キャベツのせん切りとレモンを添える。

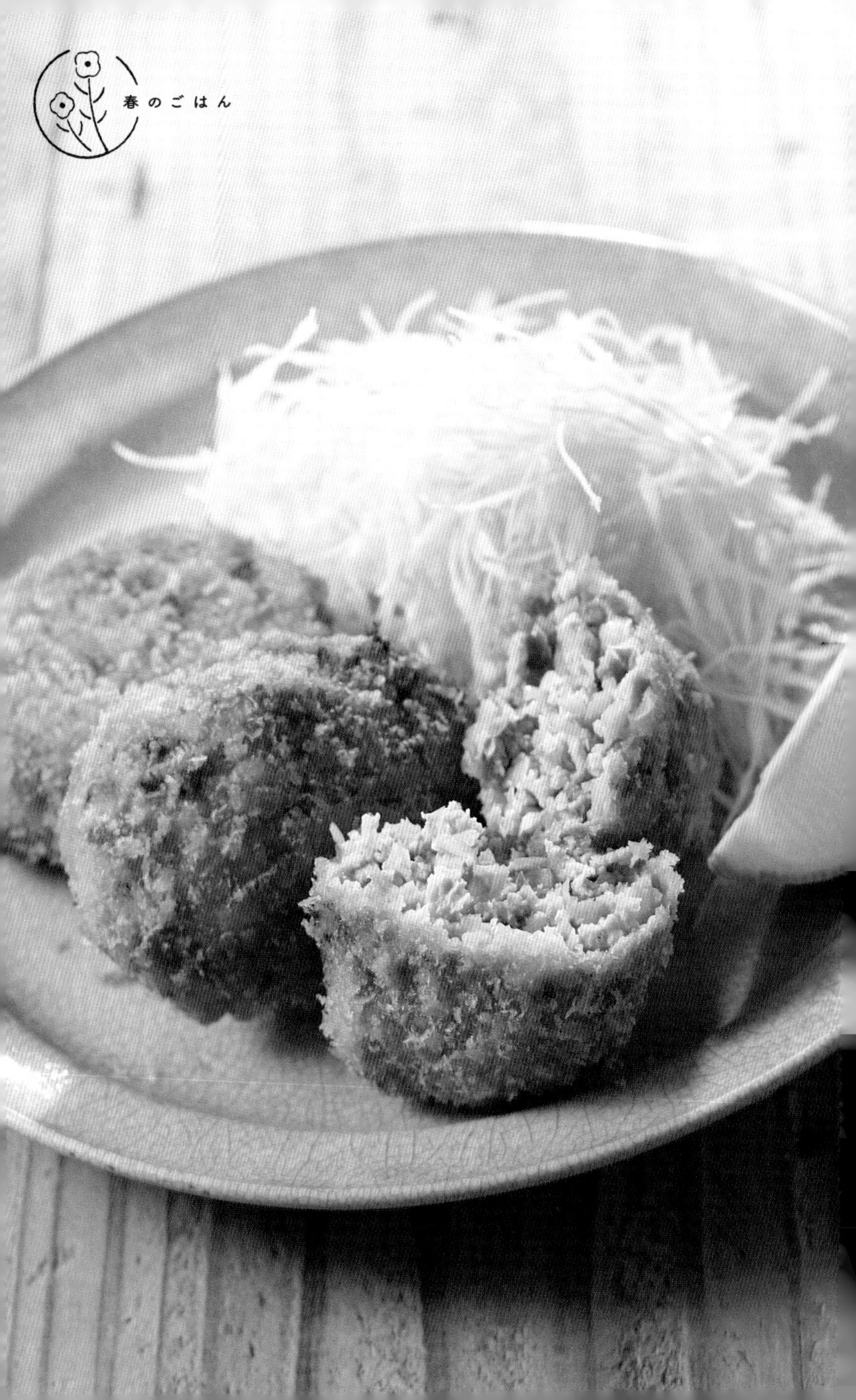

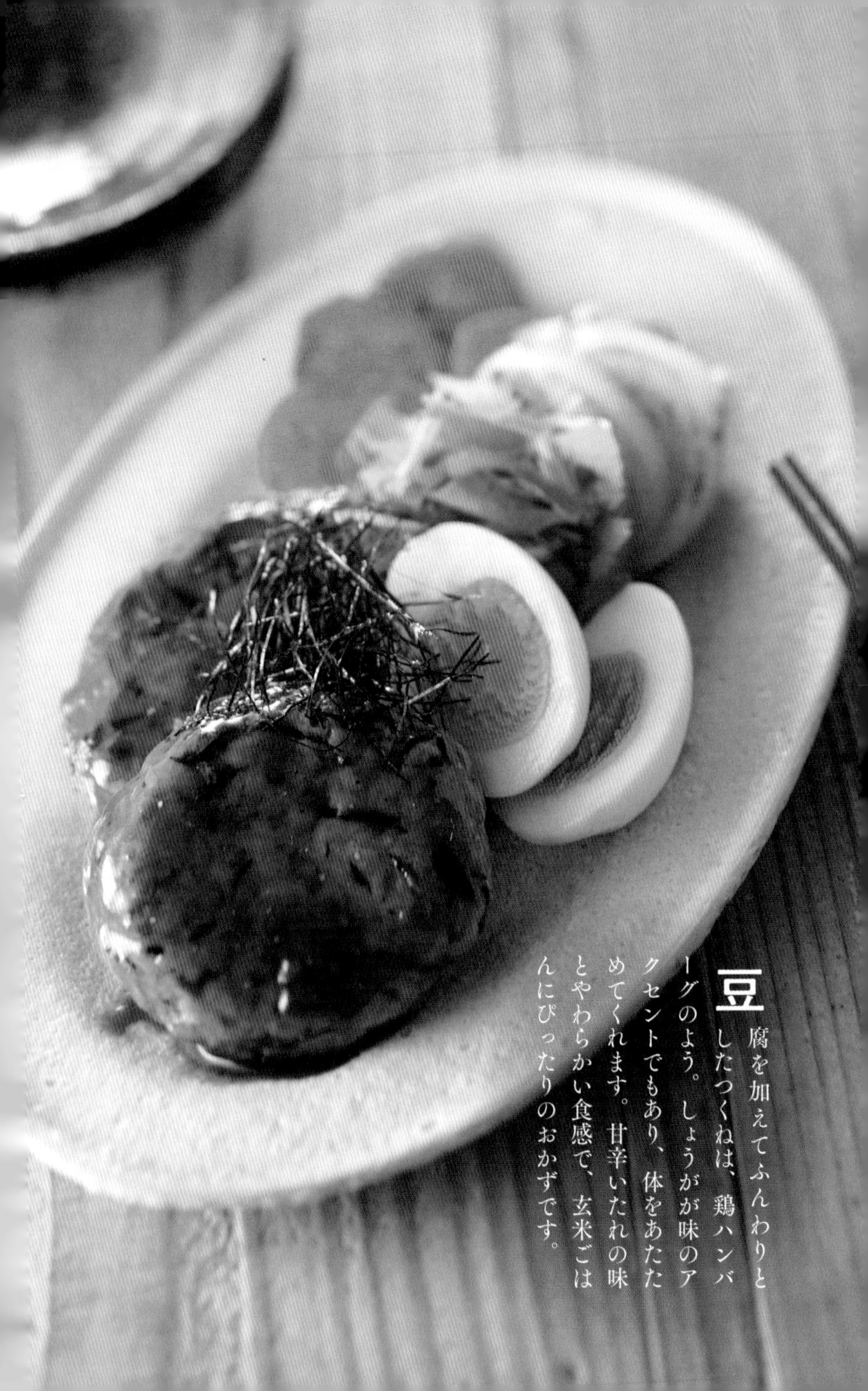

豆腐を加えてふんわりとしたつくねは、鶏ハンバーグのよう。しょうがが味のアクセントでもあり、体をあたためてくれます。甘辛いたれの味とやわらかい食感で、玄米ごはんにぴったりのおかずです。

ひじきと豆腐の鶏つくね 山椒だれ

材料（2人分）

〈つくね〉

鶏挽き肉……200g
乾燥ひじき……2g
→表示通りに水で戻す
木綿豆腐……60g

A
- しょうがのみじん切り……1片分
- 酒……小さじ1
- 片栗粉……小さじ¼
- 塩……少々（1g）
- こしょう……少々

米油……少々

〈たれ〉

濃口醤油……大さじ2
水……大さじ2
きび砂糖……大さじ1と½
粉山椒……少々
片栗粉……小さじ1
→同量の水で溶く

〈つけ合わせ〉

にんじん……¼本
玉ねぎ……¼個
水菜……1株
卵……1個
→沸騰した湯に入れて8〜10分ゆでる

刻みのり……適量

作り方

1 つけ合わせのにんじんは斜め薄切り、玉ねぎはくし形に切る。水菜は幅4㎝、ゆで卵は半分に切る。

2 ボウルに鶏挽き肉を入れて手でよく練る。ひじきと豆腐を加えてよく混ぜ、さらに**A**を加えて混ぜ、4等分して小判形に成形する。

3 フライパンに油をなじませ、**2**を入れ、弱めの中火でしっかりと火を通す。両面に焼き色がついたら取り出す。

4 同じフライパンで、**1**のにんじんと玉ねぎを焼き、皿に盛る。

5 小鍋に、たれの醤油、水、砂糖を入れて中火にかけ、砂糖が溶けたら、山椒を加えて混ぜる。沸騰したら水溶き片栗粉でとろみをつける。

6 **5**に**3**を入れて絡め、皿に盛り合わせる。水菜、ゆで卵、刻み海苔を添える。

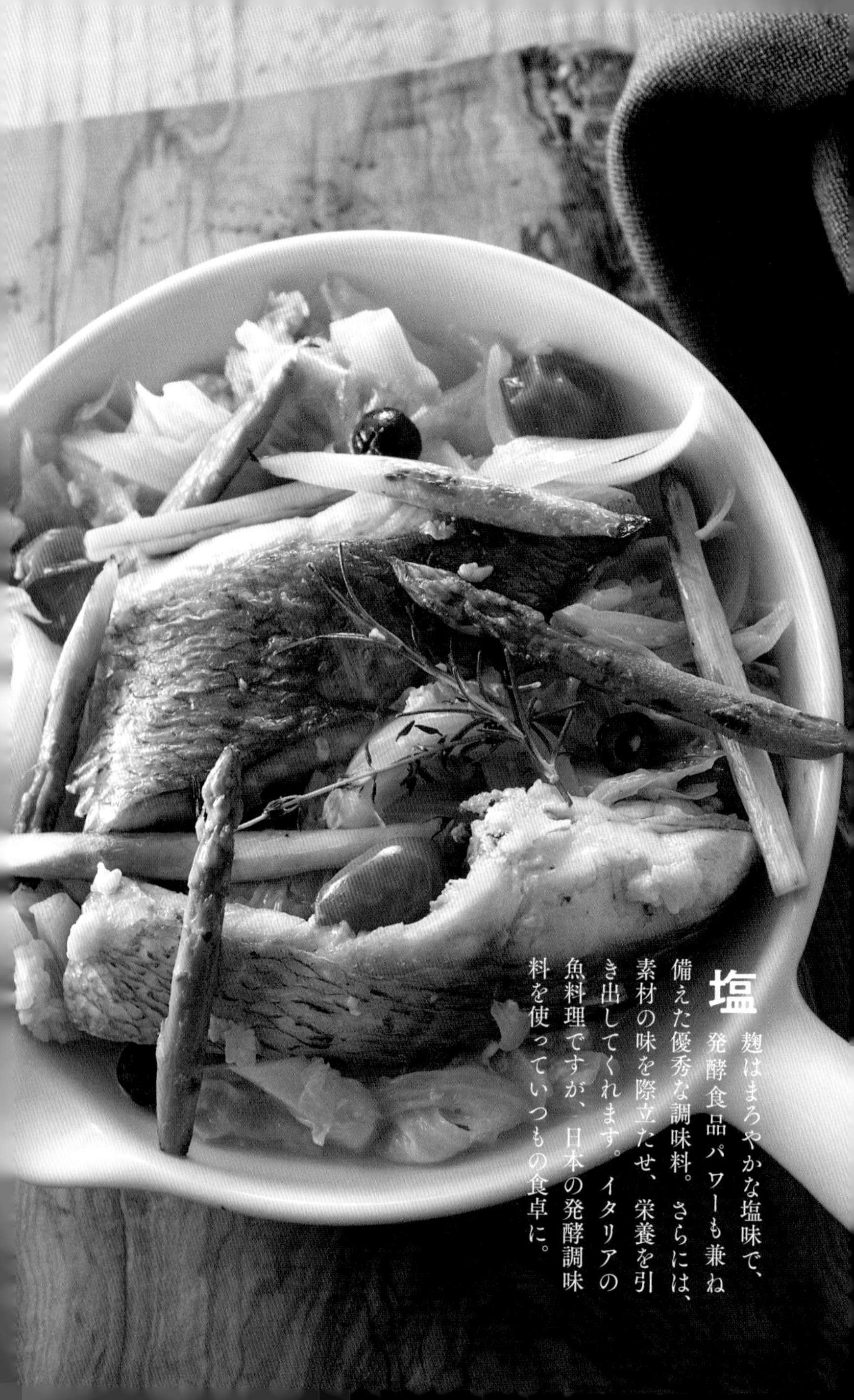

塩

麹はまろやかな塩味で、発酵食品パワーも兼ね備えた優秀な調味料。さらには、素材の味を際立たせ、栄養を引き出してくれます。イタリアの魚料理ですが、日本の発酵調味料を使っていつもの食卓に。

鯛と春キャベツの塩麹アクアパッツァ

材料（2人分）

鯛の切り身……………2切れ
　塩……………………少々
グリーンアスパラガス…2本
オリーブオイル……大さじ2
酒…………………大さじ4
にんにくのみじん切り…1片分

A	キャベツ（あれば春キャベツ）……5枚（250g）
	玉ねぎ………………½個
	オリーブの塩漬け…4粒
	プチトマト…………6個
	タイムの枝…………¼本
	ローズマリー………¼本

水…………………………100mℓ
塩麹……………大さじ1と½

作り方

1 鯛の切り身に塩をふり、水けが出たらキッチンペーパーで拭く。アスパラガスは付け根の固い部分を除き、ピーラーで筋をむき、3等分の斜め切りにする。**A**のキャベツは4cm角に、玉ねぎはくし形に切る。オリーブは2等分する。

2 フライパンにオリーブオイルをなじませ、**1**の鯛を、皮を下にして入れる。中火にかけ、両面がこんがり焼けたら取り出しておく。

3 **2**のフライパンににんにくを入れ、弱火で香りをたたせる。酒を加えてアルコール分を飛ばす。**A**をすべて入れ、**2**の鯛をのせ、分量の水を注いで塩麹を散らし、ふたをして10分ほど蒸し焼きにする。

4 魚焼きグリルなどでアスパラガスを焼く。

5 **3**を器に盛り、**4**をのせる。

海の幸をたっぷり食べたくなったら、ブイヤベースがおすすめです。スープには魚介の旨味、そして香味野菜とトマトのファイトケミカルが溶け出しているので、スープは残さず楽しんでください。

ブイヤベース風
魚介のトマト煮

材料（2人分）

A
- 白身魚（鯛やタラなど）……2切れ
  - 塩……少々
- 殻付きえび……2尾
- ワタリガニなどのカニ（小）……1杯
- ムール貝……4個（またはあさり6個）

トマト（完熟がおすすめ）……2個
オリーブオイル……50mℓ
にんにくのみじん切り……½片分
白ワイン……50mℓ

B
- 玉ねぎ……¼個
- にんじん……¼本
- セロリ……¼本

塩……小さじ⅓
タイムの枝……1本
パセリのみじん切り……適量

作り方

1. **A**の白身魚は塩をふり、えびは殻付きのまま、背に切り目を入れて竹串で背ワタをとる。カニは食べやすく切る。トマトはへたにフォークをさして直火で軽くあぶり、弾けたところから皮をむく。
2. フライパンにオリーブオイルとにんにくを入れて弱火にかけ、**A**を焼く。火が通ったら白ワインを注ぎ、アルコールを飛ばす。魚介類はいったん取り出しておく。
3. **B**はすべてみじん切りにし、**2**のフライパンで水分が少なくなるまで炒める。トマト、塩、タイムを加え、木べらでトマトをつぶしながら煮込む。
4. トマトの水分が煮詰まってきたら**2**を戻し入れてなじませる。皿に盛り、パセリを散らす。

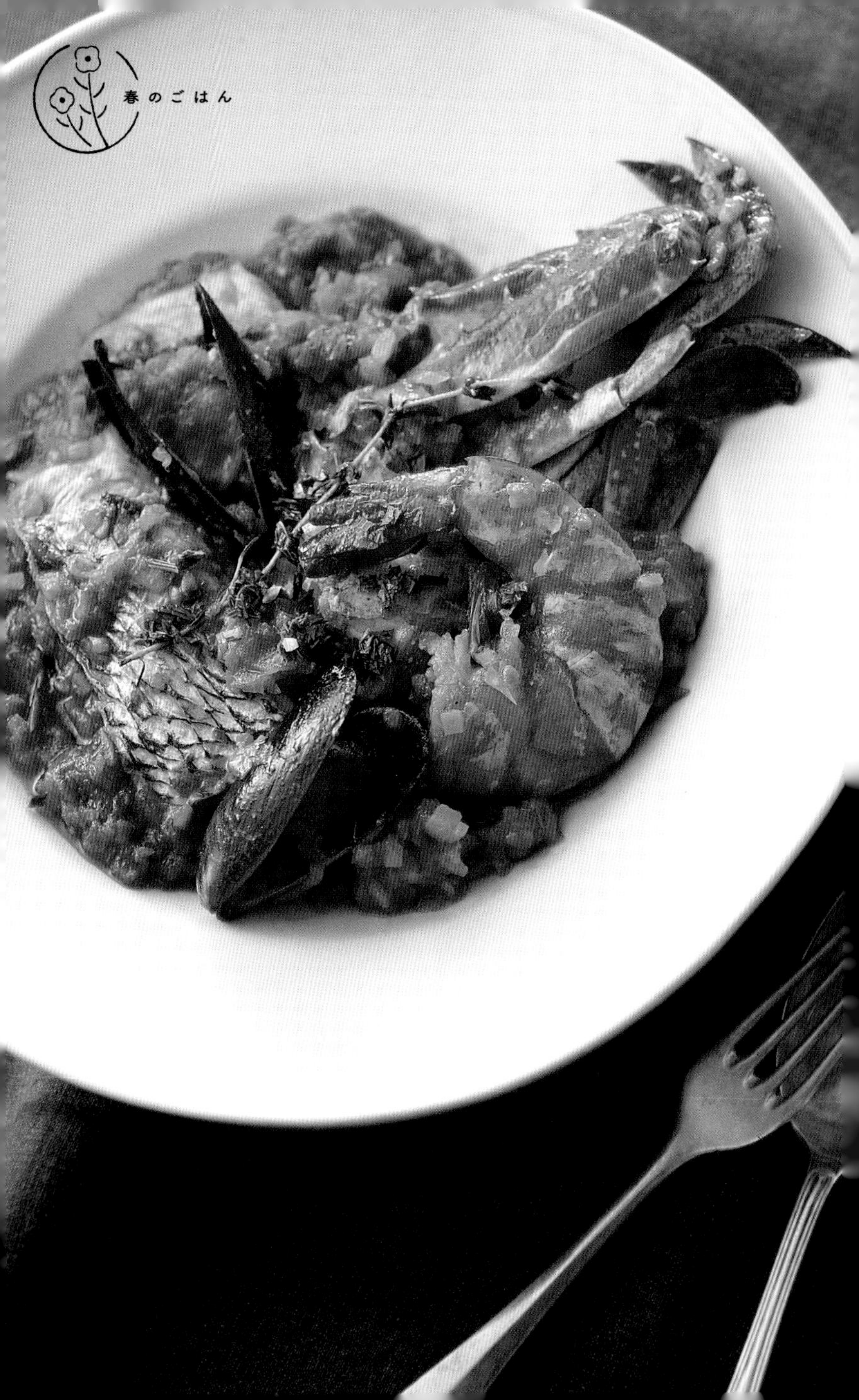

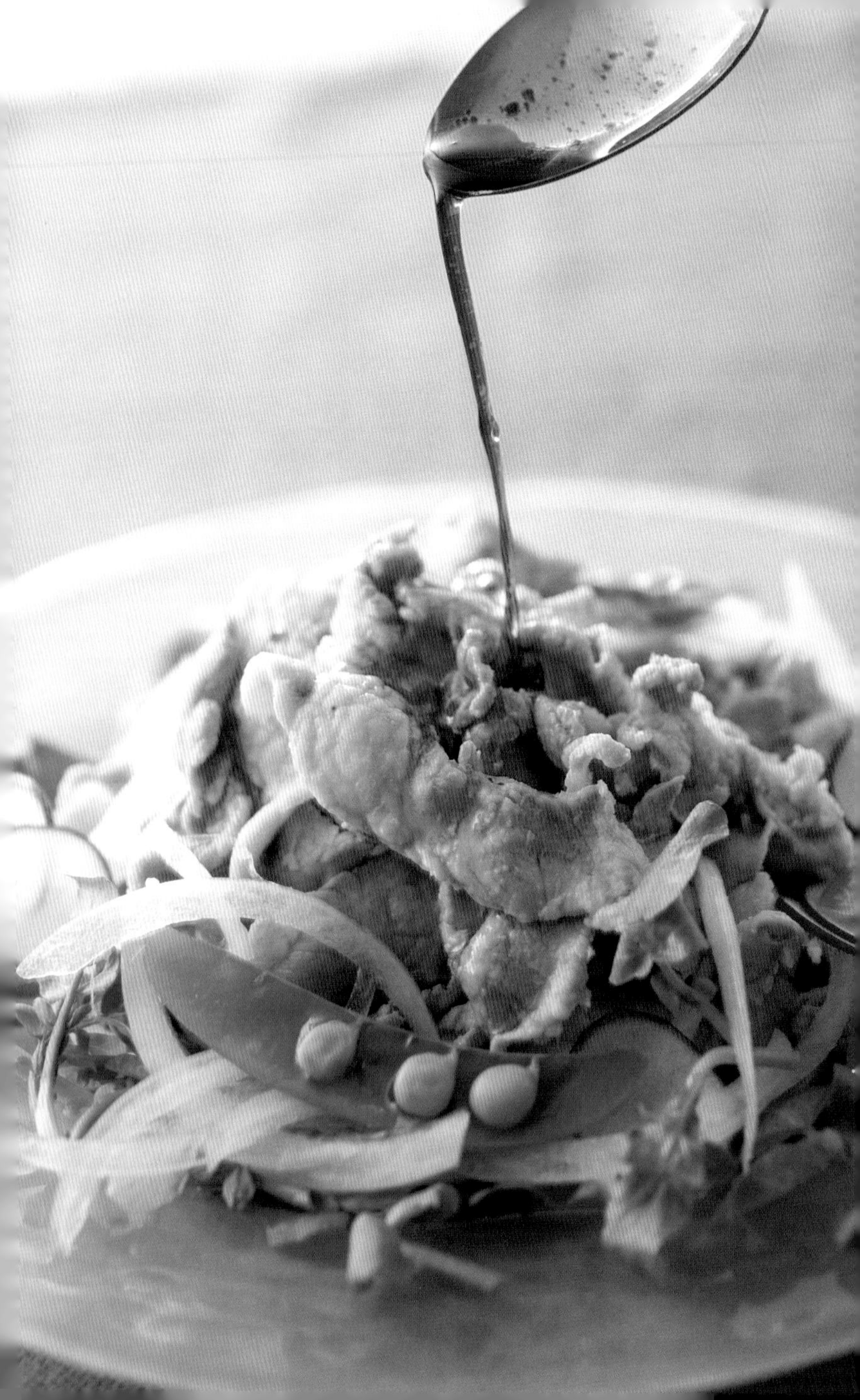

クレソンはきれいな水でしか育たないといわれています。毒出しの機能があり、お肉をたっぷり食べたいときにはおすすめです。動物性食品を食べるときには、ハーブや香味野菜を一緒に食べる習慣をつけて。

豚しゃぶとクレソンのサラダ ゆずこしょうと亜麻仁油の和風ドレッシング

材料（2人分）

豚モモ薄切り肉……………200g

A
- 水………………………200mℓ
- 酒………………………100mℓ
- 薄口醤油…………小さじ1
- みりん……………大さじ1

クレソン……………………1束
新玉ねぎ……………………1/8個
スナップえんどう…………4本
ラディッシュ………………1個

〈**ドレッシング**〉
濃口醤油……………大さじ1
亜麻仁油……………大さじ1
きび砂糖……………小さじ1
レモン汁……………小さじ1/2
ゆずこしょう………………少々

作り方

1 豚肉は幅4cmに切る。**A**を鍋に入れて沸かし、豚肉を入れて火を止める。粗熱がとれたらゆで汁に入れたまま冷蔵庫で冷やす。

2 クレソンは幅4cm、玉ねぎは繊維に沿って厚さ2mmの薄切り、スナップえんどうはさっとゆでてザルにあげて水をきり、割く。ラディッシュは薄切りにする。

3 ドレッシングの材料をすべてボウルに入れ、よく混ぜる。

4 皿にクレソンを盛り、**1**と残りの野菜を盛る。**3**をかけ、好みでゆずこしょう（分量外）をさらに添える。

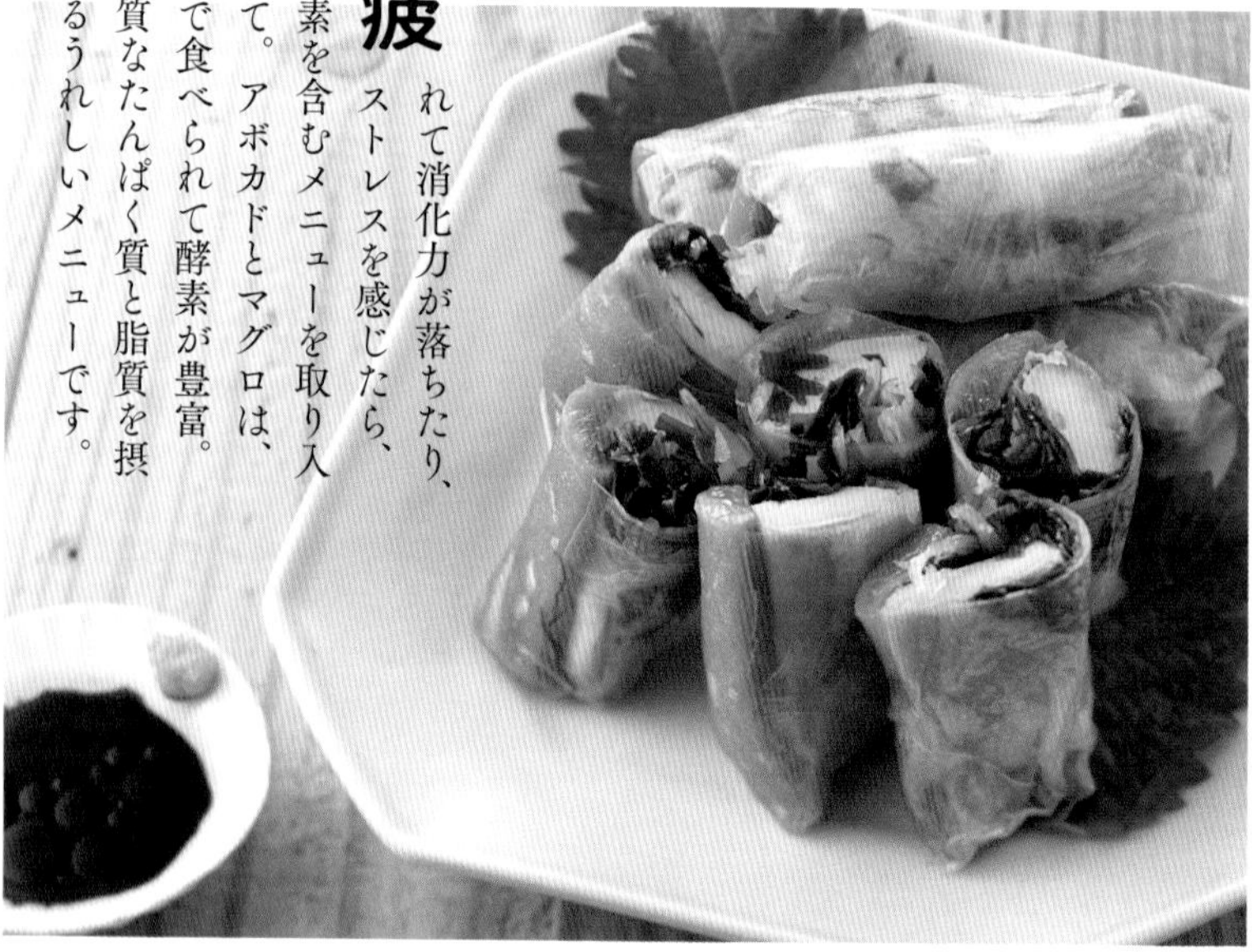

疲れて消化力が落ちたり、ストレスを感じたら、酵素を含むメニューを取り入れて。アボカドとマグロは、生で食べられて酵素が豊富。良質なたんぱく質と脂質を摂れるうれしいメニューです。

まぐろと海藻の生春巻き

材料（2人分）

刺身用まぐろ（サク）…… 100g
アボカド ………………… 1個
生春巻きの皮 …………… 6枚
海藻ミックス（乾燥）…… 10g
→表示通りに戻す

〈えごま醤油〉
濃口醤油 …………… 大さじ2
えごま油 …………… 小さじ2
→よく混ぜる

大葉 ……………………… 2枚
わさび …………………… 適量

作り方

1. まぐろは1.5×10cmの棒状に切る。アボカドは種と皮を除き、6等分のくし形に切る。
2. バットに水を張り、生春巻きの皮を濡らす。まな板に広げ、1を6等分してのせ、手前から巻く。
3. 半分に切って皿に盛り、えごま醤油、大葉、わさびを添える。

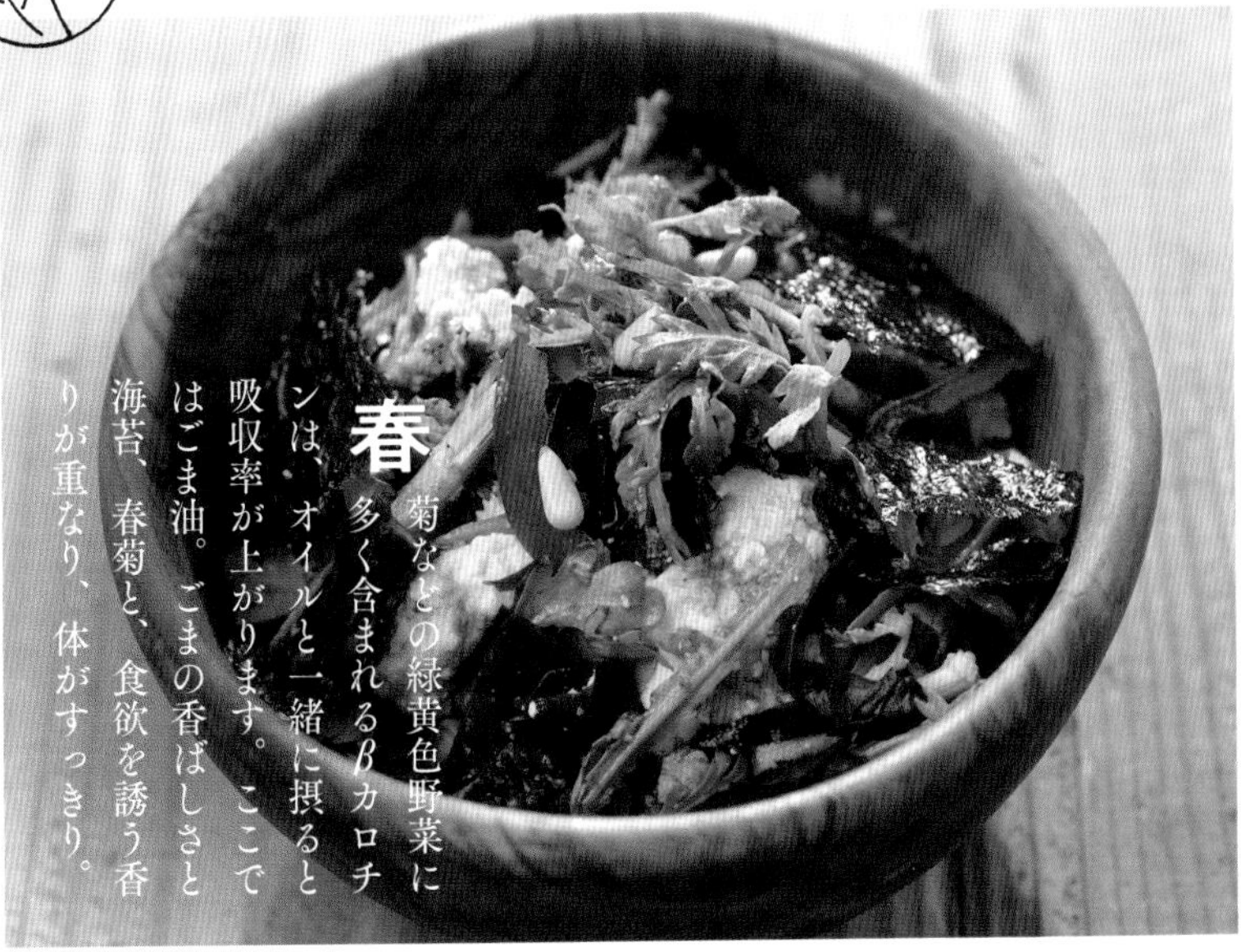

春菊などの緑黄色野菜に多く含まれるβカロチンは、オイルと一緒に摂ると吸収率が上がります。ここではごま油。ごまの香ばしさと海苔、春菊と、食欲を誘う香りが重なり、体がすっきり。

春菊とわかめの韓国風サラダ

材料（2人分）

春菊……………………………½束
生わかめ………………………45g
（または塩蔵わかめ30gの塩を抜く）
赤パプリカ……………………⅛個
木綿豆腐………………½丁（150g）

〈**韓国風コチュジャンだれ**〉
コチュジャン…………………10g
濃口醤油、みりん、
白すりごま、ごま油…各大さじ1
米酢……………………小さじ2
きび砂糖…………………小さじ1
にんにくのすりおろし…小さじ½

松の実…………………………10粒
韓国海苔………………………適量

作り方

1. 春菊は幅4cm、わかめは3cmに切る。赤パプリカは縦薄切りにする。
2. ボウルに豆腐を入れ、手で軽くつぶす。**1**を加えてざっくり混ぜ、冷蔵庫で冷やしておく。
3. たれの材料をよく混ぜる。
4. 食べる直前に**2**と**3**を混ぜ、器に盛り、松の実とちぎった韓国海苔を散らす。

実身美特製のシーザーサラダドレッシングは、豆腐ベース。〝食べるドレッシング〟のように具だくさんで満足感があり、野菜にディップするだけでも美味。カツオは女性に不足しがちな鉄分が豊富です。

かつおとアボカドのお豆腐シーザーサラダ

材料（2人分）

かつおの刺身
（または市販のたたき）…100g
アボカド……………………½個

〈豆腐シーザーソース〉
絹ごし豆腐………………50g
→キッチンペーパーで2重に包んで30分ほど水切りする
白味噌……………………10g
パルメザンチーズ（粉末）
……………………大さじ1
えごま油……………大さじ1
米酢…………………小さじ1
きび砂糖……………小さじ¼
ブラックペッパー………少々
にんにくのすりおろし…⅓片
塩…………………………少々

レモン……………………適量

作り方

1 かつおの刺身は、さくなら厚さ5㎜に切る。アボカドは皮と種を除き、厚さ5㎜に切る。

2 シーザーソースを作る。豆腐をざるなどでこし、残りの材料をすべて混ぜる、

3 皿に**2**を敷き、かつおとアボカドをずらしながら重ねる。レモンをしぼっていただく。

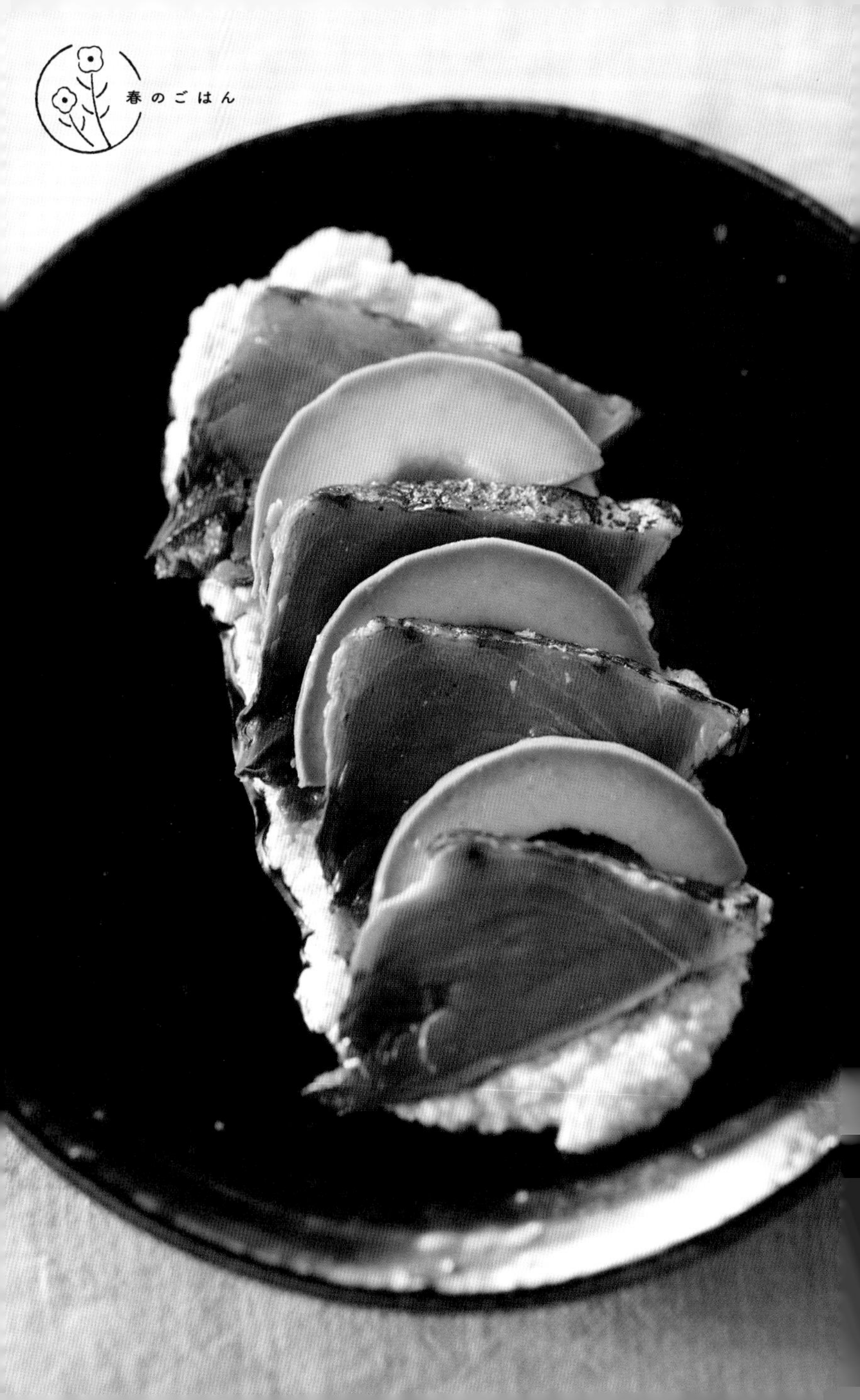

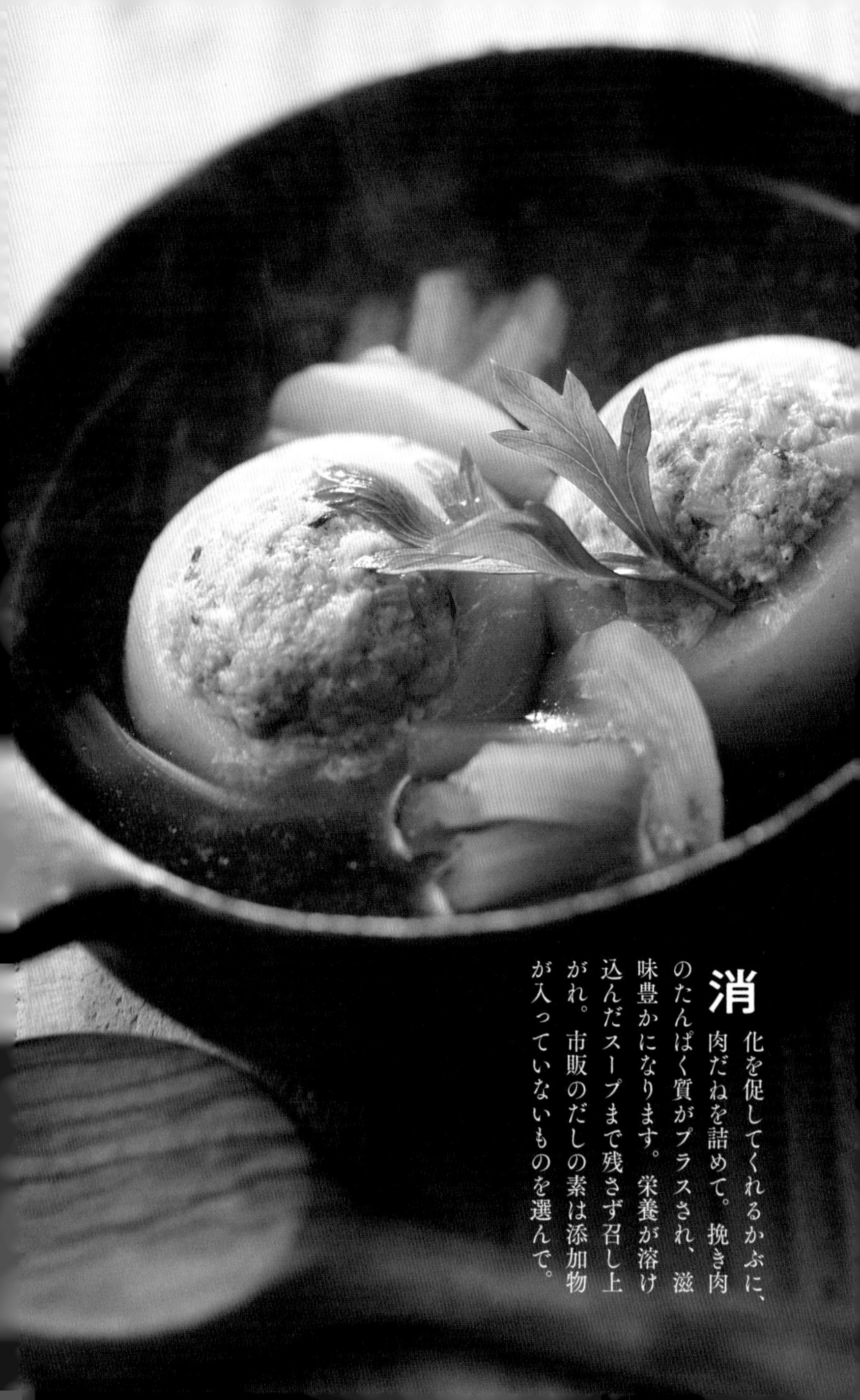

消化を促してくれるかぶに、肉だねを詰めて。挽き肉のたんぱく質がプラスされ、滋味豊かになります。栄養が溶け込んだスープまで残さず召し上がれ。市販のだしの素は添加物が入っていないものを選んで。

かぶの丸ごと肉詰めスープ

材料（2人分）

かぶの実……………… 大4個
かぶの葉………………… 40g
玉ねぎ…………………… ½個

米油………………… 大さじ1
豚挽き肉……………… 200g
にんにくのみじん切り
……………………… ½片分
塩……………… 少々（0.5g）
ハーブパウダー………… 少々
（オレガノ、セージ、ローズマリー、タイムなど好みのもの）
片栗粉……………… 小さじ¼
酒…………………… 大さじ1

水……………………… 400mℓ
洋風だしの素（無添加）
…………………… 大さじ½
ローリエ………………… 1枚
イタリアンパセリ……… 1枚

作り方

1 かぶの実は厚めに皮を残してスプーンでくり抜く。底は平らになるように切る。かぶの葉と玉ねぎはみじん切りにする。

2 フライパンに油と**1**の玉ねぎを入れ、きつね色になるまで炒める。かぶの葉を加え、軽く炒め、取り出して冷ましておく。

3 ボウルに挽き肉、**2**、にんにく、塩、ハーブパウダー、片栗粉、酒を入れ、粘りが出るまで手でこねる。

4 **1**のかぶの実に**3**を詰める。鍋に並べ入れ、水、洋風だし、ローリエを入れて中火にかける。沸騰したら弱火にし、ふたをして20〜30分煮る。

5 器に盛り、イタリアンパセリを添える。

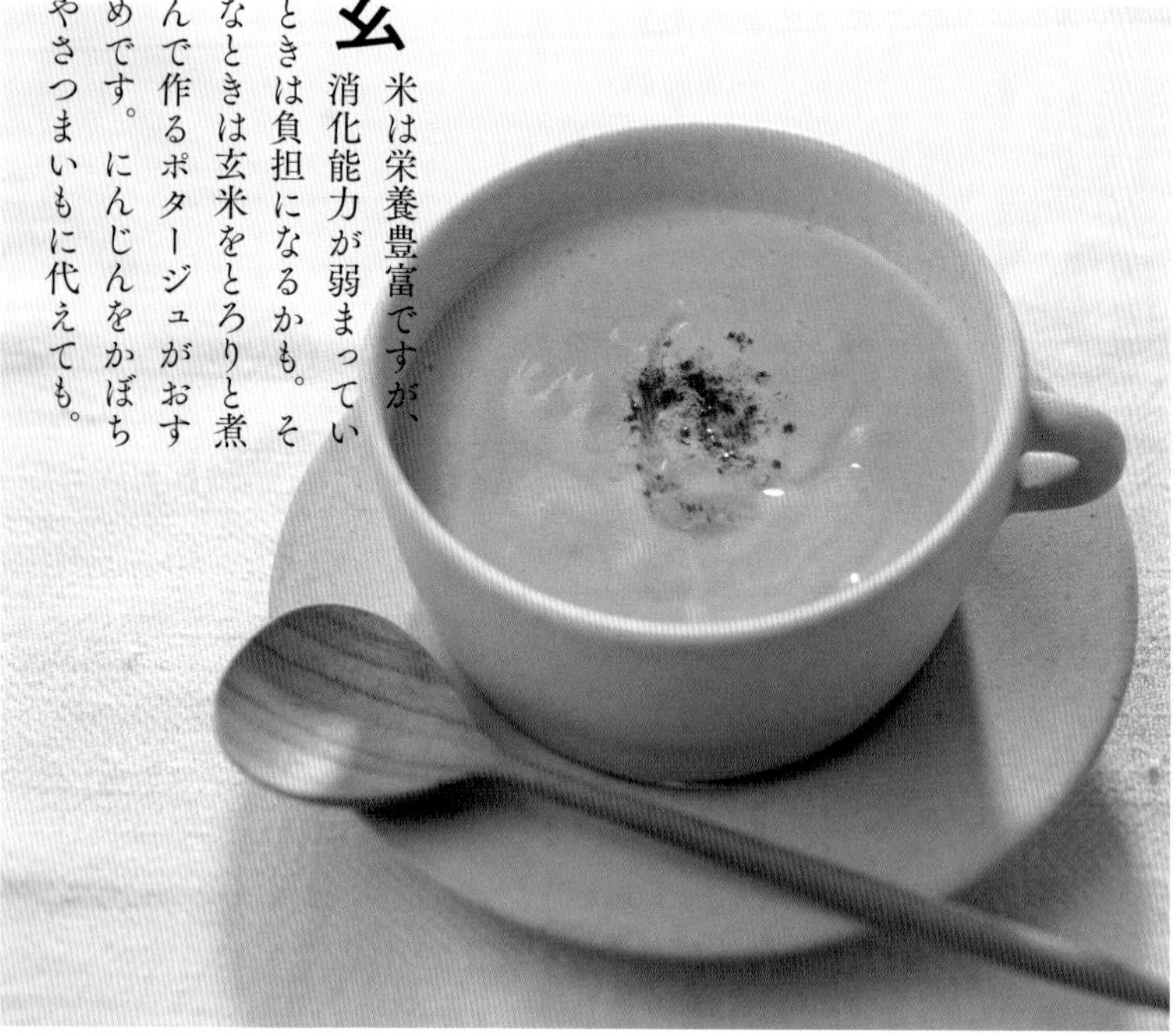

玄米は栄養豊富ですが、消化能力が弱まっているときは負担になるかも。そんなときは玄米をとろりと煮込んで作るポタージュがおすすめです。にんじんをかぼちゃやさつまいもに代えても。

有機にんじんの玄米ポタージュ

材料（2人分）

にんじん…………1本（200g）
米油……………………大さじ1
水…………………………200mℓ
玄米ごはん………………50g
豆乳（または牛乳）
…………………200〜250mℓ
塩…………………小さじ½強
薄口醤油……………小さじ½
えごま油……………………適量
シナモンパウダー…………少々

作り方

1 にんじんは2cm角に切り、油をなじませたフライパンで、中火で炒める。

2 にんじんに火が通り、やわらかくなってきたら分量の水と玄米ごはんを入れ、おかゆ状になるまで弱火で煮込んで冷ます。

3 **2**、豆乳、塩、薄口醤油をミキサーにかける。

4 食べる直前に鍋に移し、沸騰寸前まであたためる。器に入れ、仕上げにえごま油をたらし、シナモンをふる。

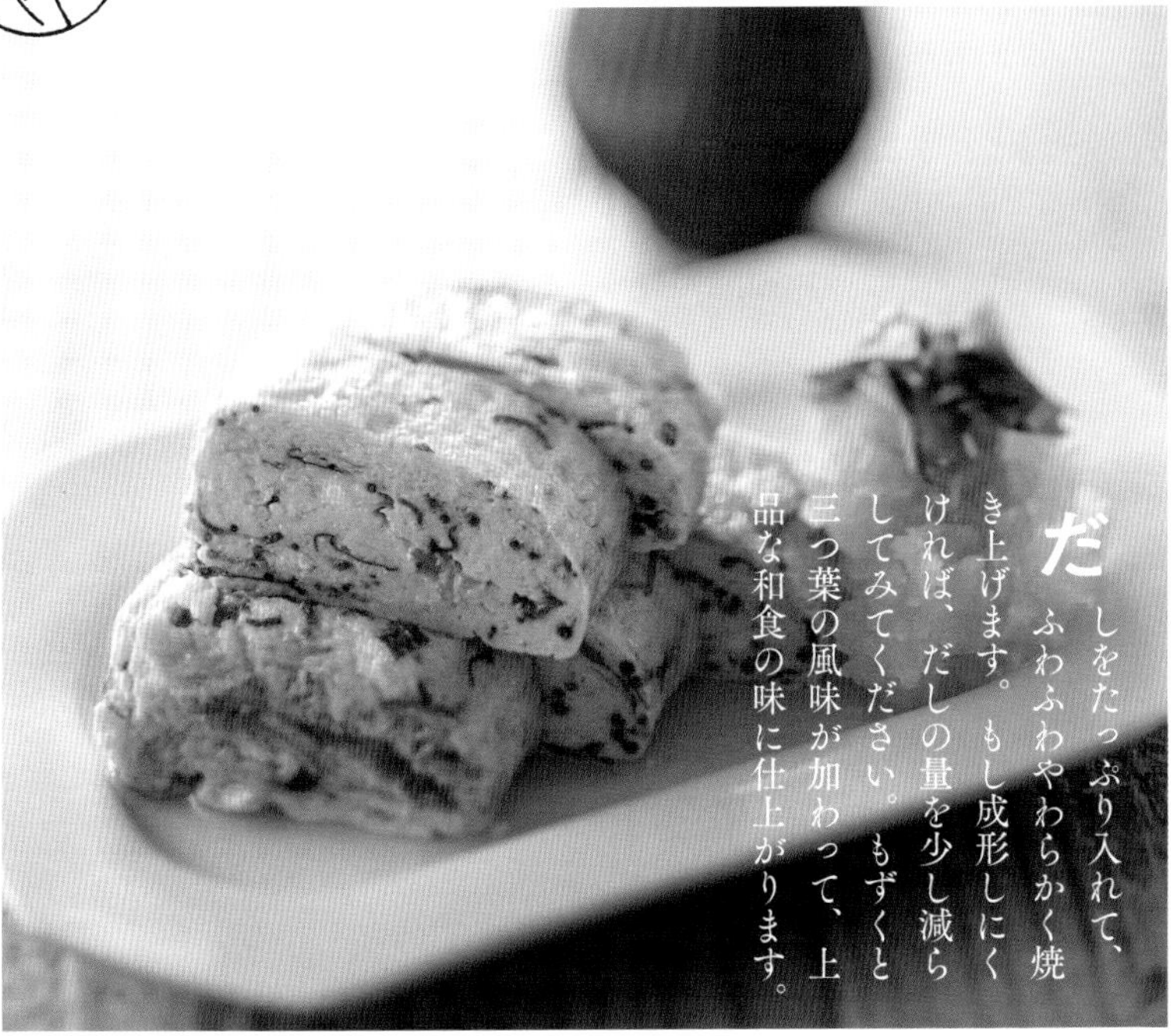
だしをたっぷり入れて、ふわふわやわらかく焼き上げます。もし成形しにくければ、だしの量を少し減らしてみてください。もずくと三つ葉の風味が加わって、上品な和食の味に仕上がります。

もずくと三つ葉のふわふわだし巻き卵

材料（2人分）

卵 …………………………… 3個

A
- だし汁 ……………… 90mℓ
- くず粉 ………… 小さじ1
- みりん ………… 大さじ½
- 薄口醤油 ……… 小さじ½

もずく …………………… 20g
三つ葉 …………………… ¼束
米油 ……………………… 適量
大根おろし ……………… 適量
ポン酢（無添加）………… 少々
三つ葉（飾り用）………… 1本

作り方

1 ボウルに卵を割り入れ、よく混ぜた**A**を加える。もずくと幅1cmに切った三つ葉も加えて混ぜる。
2 卵焼き器に油をなじませ、強火で熱し、**1**を3〜4回に分けて注ぎ入れてそのつど巻く。
3 焼き上がったら巻きすで形を整える。
4 温かいうちに食べやすい大きさに切り、皿に盛る。大根おろしを添え、ポン酢をかける。ざく切りにした三つ葉を添える。

人気のハーブ、パクチーは、実は気の巡りをよくしてくれ、さらにデトックス効果もあるすぐれもの。切り干し大根はカルシウムが豊富で、心を安定させ、ストレスを解消してくれるでしょう。

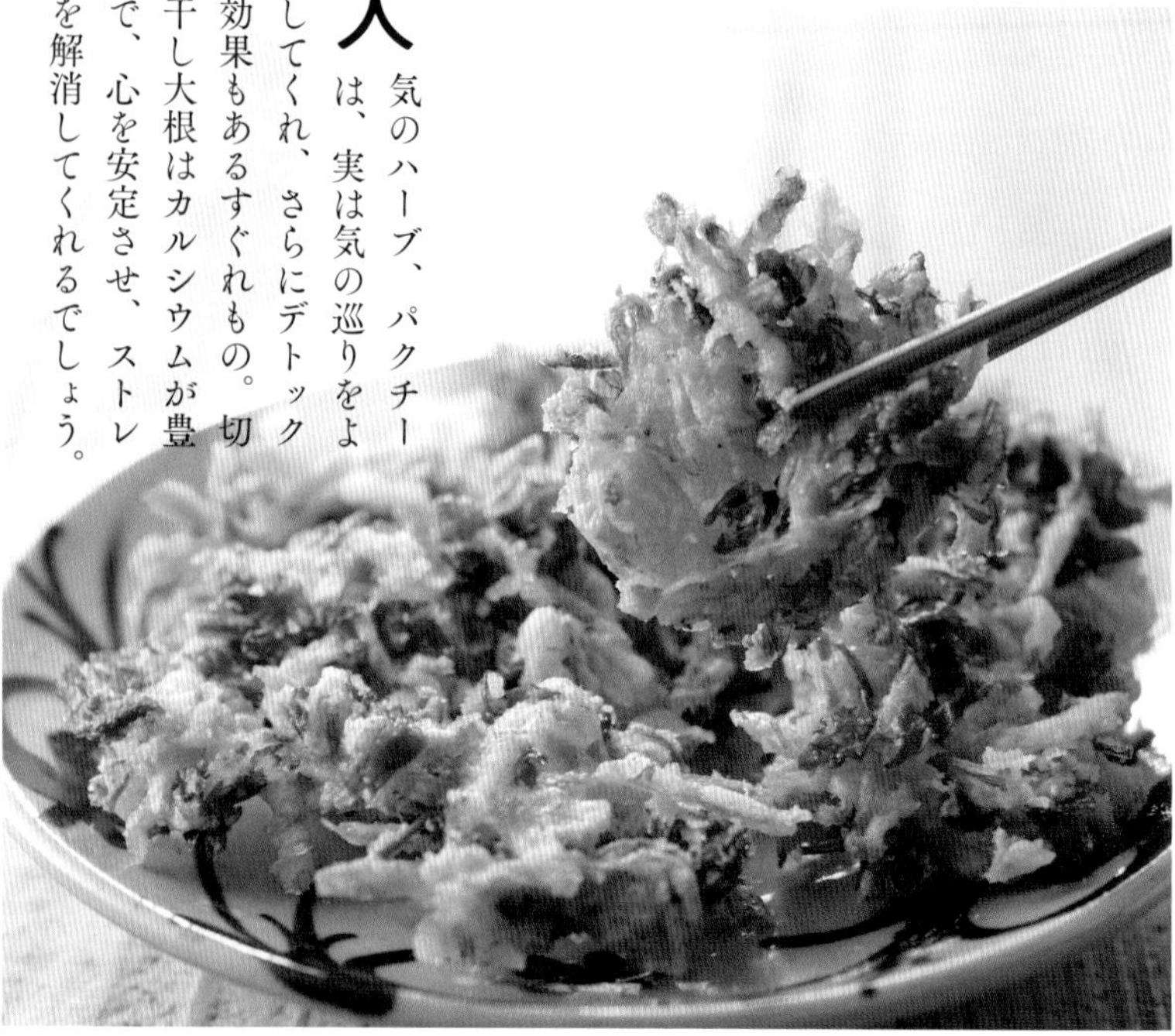

切り干し大根とパクチーのかき揚げ

材料（2人分）

切り干し大根……………20g
　→表示通りに戻す
パクチー…………1株（25g）
にんじん…………………20g
薄力粉………………大さじ3
片栗粉………………大さじ2
水……………………大さじ1弱
揚げ油（米油）……………適量
塩…………………………適量

作り方

1 切り干し大根はしっかり水けをきり、幅3cmに切る。パクチーは幅2cmに切る。にんじんは細切りにする。
2 ボウルに**1**を入れ、よく混ぜた薄力粉と片栗粉を加えてまぶす。分量の水を加え、10等分し小判形にまとめる。
3 揚げ油を140〜150℃に熱し、**2**を揚げる。きつね色になったら油をきり、熱いうちに塩をふる。

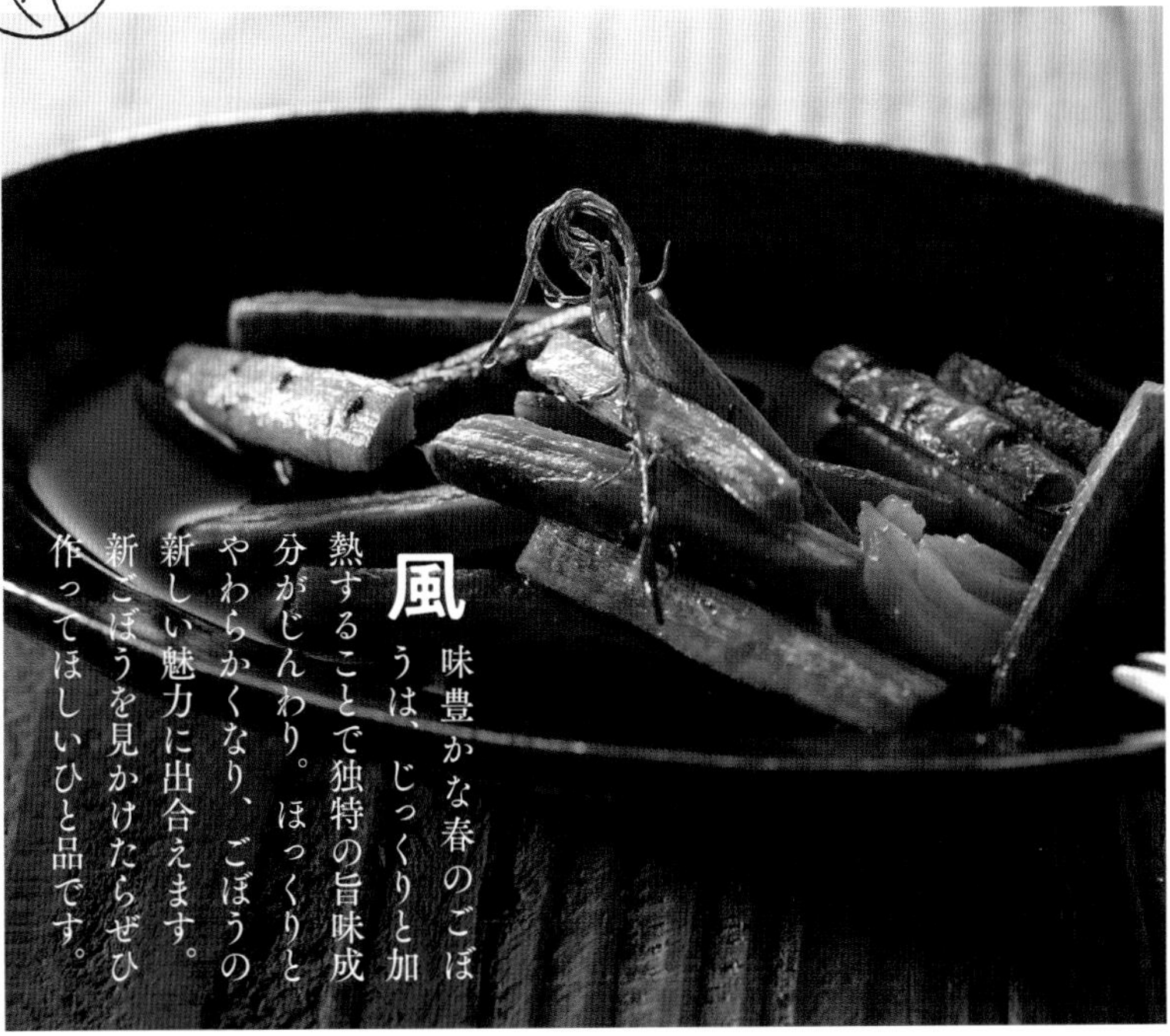

風味豊かな春のごぼうは、じっくりと加熱することで独特の旨味成分がじんわり。ほっくりとやわらかくなり、ごぼうの新しい魅力に出合えます。新ごぼうを見かけたらぜひ作ってほしいひと品です。

ごぼうのオイルコンフィ

材料（2人分）

ごぼう（あれば新ごぼう）…… ½本
米油（オリーブオイルでも可）
…………………………… 100g
ローズマリーの枝 ………… ½本
にんにく ………………… 1片
岩塩 ……………………… 少々

作り方

1 ごぼうは、太い部分は4等分、細い部分は2等分し、長さ5㎝の棒状に切る。
2 小鍋に油、ローズマリー、皮をむいてつぶしたにんにく、1を入れ、ごく弱火にかけて30〜40分煮る。
3 ごぼうに竹串がすーっと通るくらいになったら火を止め、器に盛り、塩をふる。
→残ったオイルはほかの料理（P48「あさりと芽キャベツのオイル蒸し」など）に再利用可能。

材料を揃えたら、あとは鍋におまかせの簡単メニュー。あさりも芽キャベツも栄養や機能性成分が豊富なので、逃さず摂れる蒸し煮料理にするのがおすすめです。季節の食材をふんだんに使ってください。

あさりと芽キャベツのオイル蒸し

材料（2人分）

A
- 芽キャベツ…………7個
- スナップえんどう…４本
- 新玉ねぎ……½個（90g）
- にんにく…………⅓片
- あさり……………12個
  →必要なら砂出しする
- オリーブ油（またはP47「ごぼうのコンフィ」の油）………大さじ1
- ローズマリーの枝…⅓本
- 白ワイン………大さじ2
- 水………………50ml

塩麹………………小さじ1
塩………………少々（1g）

作り方

1 Aの芽キャベツは縦半分に切る。スナップえんどうは筋をとって縦に割く。新玉ねぎはくし形に切る。にんにくは薄切りにする。

2 フライパンにAをすべて入れ、塩麹をまんべんなく散らし、塩をふる。

3 ふたをして弱火にかけ、野菜に火が通り、あさりが開いたら完成。

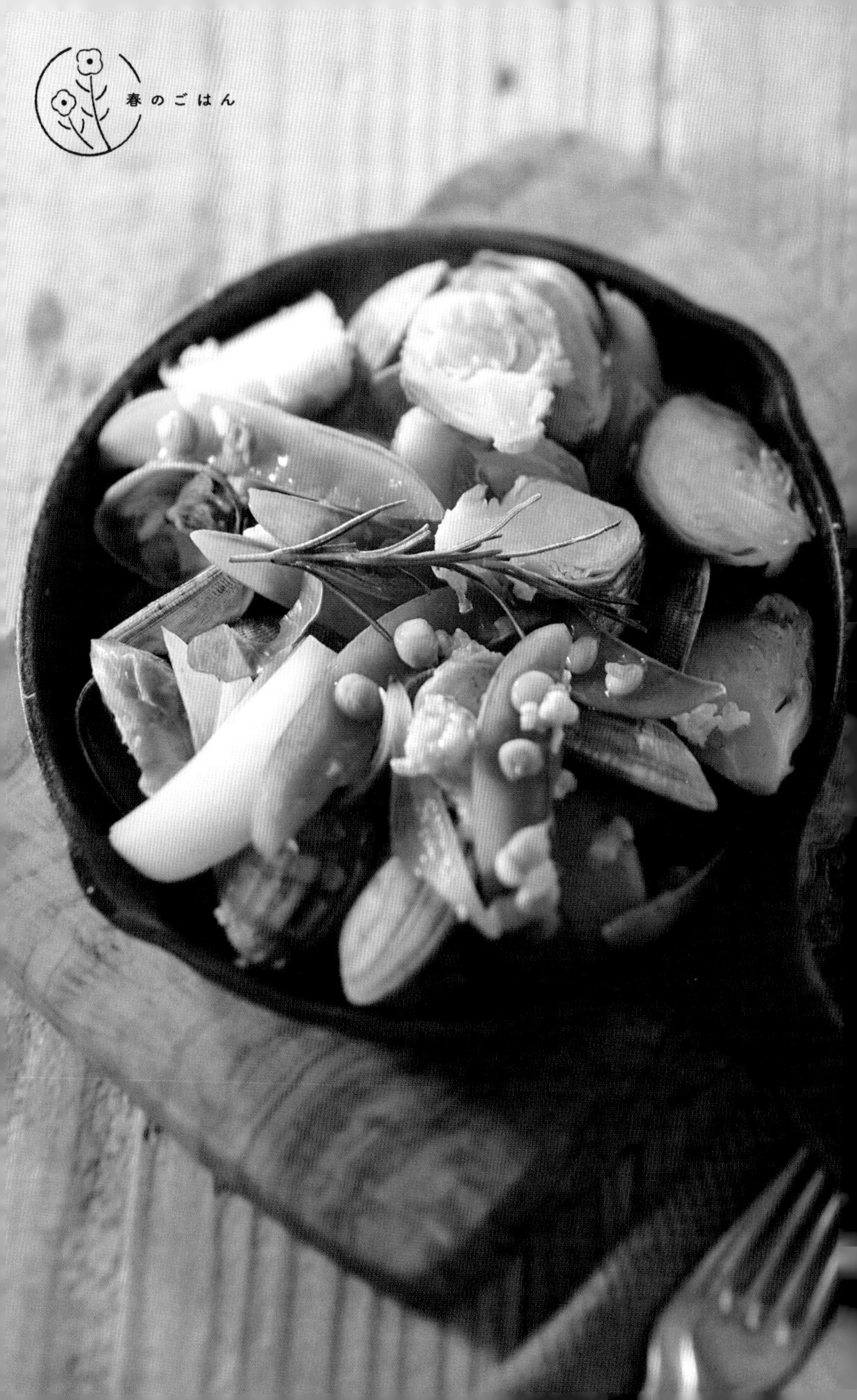

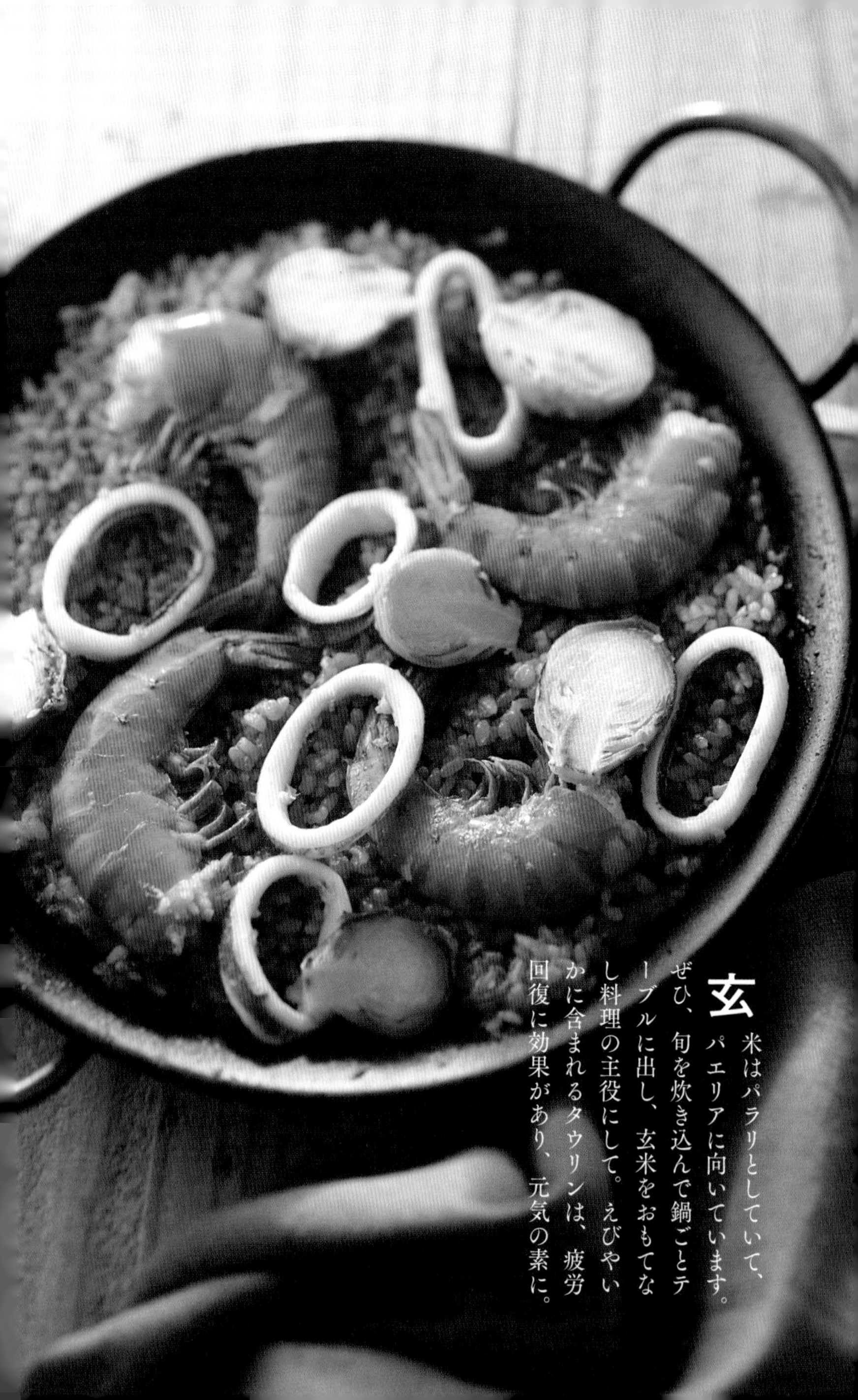

玄米はパラリとしていて、パエリアに向いています。ぜひ、旬を炊き込んで鍋ごとテーブルに出し、玄米をおもてなし料理の主役にして。えびやいかに含まれるタウリンは、疲労回復に効果があり、元気の素に。

えびといかの玄米パエリア

材料（2人分）

殻付きえび………………… 4尾
するめいか…………………40g
芽キャベツ………………… 3個
玉ねぎ………………………¼個
赤パプリカ…………………¼個
オリーブオイル
………………大さじ1と½
にんにくのみじん切り
………………………½片分
ホールトマト缶…………100g
濃口醤油……………小さじ½
塩…………………少々（1g）
サフラン…………ひとつまみ
→水小さじ1に浸して戻す
水……………………………470mℓ
玄米………………………… 1合
→ざっと洗い、30分ほど水に浸し、ざるにあげて水けをきる
レモン………………………⅙個

作り方

1 殻付きえびは殻付きのまま背に切り目を入れ、竹串で背ワタをとる。いかは幅1cmの輪切りにする。芽キャベツは縦半分に切る。玉ねぎは粗めのみじん切りに、赤パプリカは小さめの乱切りにする。

2 フライパンにオリーブオイルをなじませ、中火で芽キャベツを焼く。いったん取り出し、にんにくといかを炒め、取り出す。

3 同じフライパンで玉ねぎを炒め、透明感が出てきたらホールトマトを加え、木べらでつぶしながら煮る。醤油と塩を加え、水分が少なくなるまで煮詰める。

4 赤パプリカ、サフラン、水400mℓを入れてさらに熱し、えびを加えて火を通す。水分を残して具をいったん取り出す。

5 玄米を入れてふたをし、沸騰したら弱火にして、35分炊く。

6 残りの水を加えて木べらで大きく混ぜ、再度ふたをし、弱火で10分炊く。

7 ふたを開け、**2**と**4**を散らし、ふたをして余熱で温める。仕上げにレモンを添える。

Column 01

玄米の炊き方

実身美の食事の主役といったら玄米です。習慣がないと手間がかかるイメージがあるかもしれませんが、浸水時間をかけ、コツをつかめば大丈夫。白米と同様にたっぷり炊いて冷凍できます。おいしい玄米ライフを！

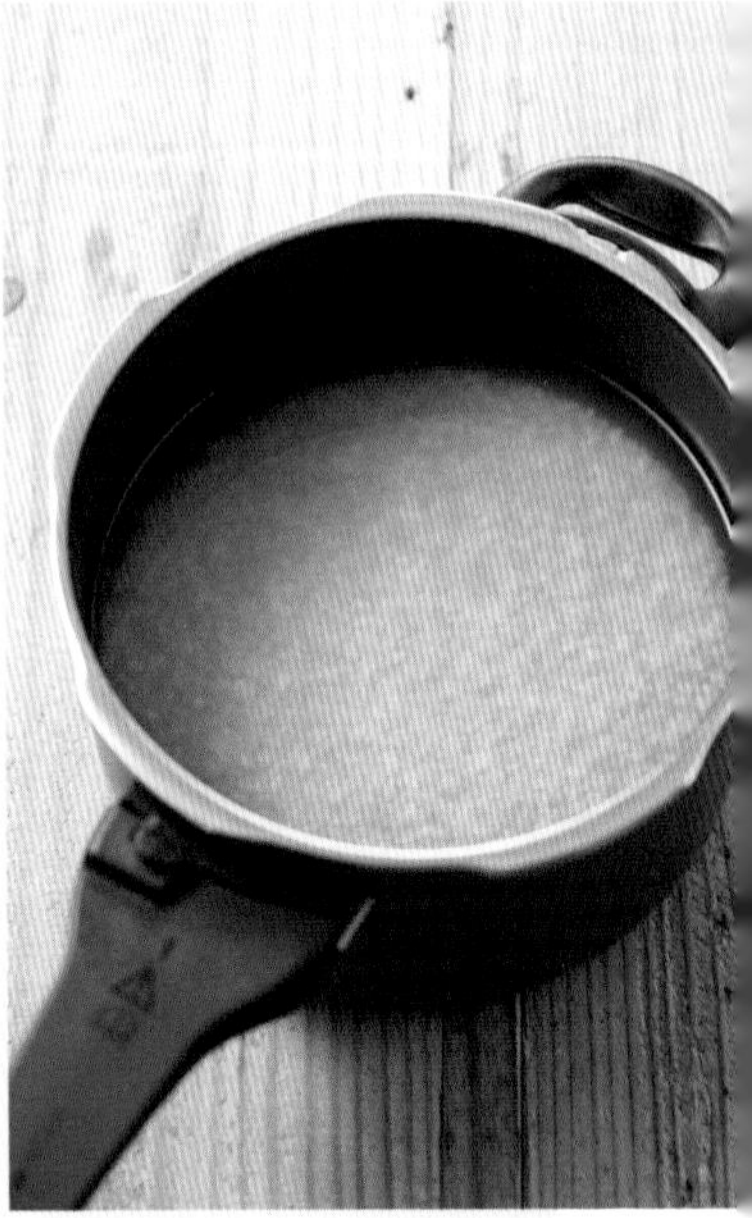

洗う

玄米は白米ほどゴシゴシとぐ必要はありません。せっかくの殻や胚芽がとれないよう、優しく洗います。ボウルに玄米を入れたら手でぐるぐる混ぜ、にごった水を捨てます。最初の水は吸いやすいので、ミネラルウォーターや浄水などきれいな水を使いましょう。これを2〜3回繰り返し、ごみや傷んだ米を除きます。

浸す

玄米最大のポイントはここ。分量の水とひとつまみの塩を鍋に入れ、そのまま浸水します。圧力鍋を使うなら短めでもOKですが、炊飯器や土鍋の場合は6時間以上浸す必要があります。常温で、ちょこっと芽がでてきたらこれは栄養価がアップした“発芽玄米”。お米が生きている証拠です。夏は念のため冷蔵庫に入れて。

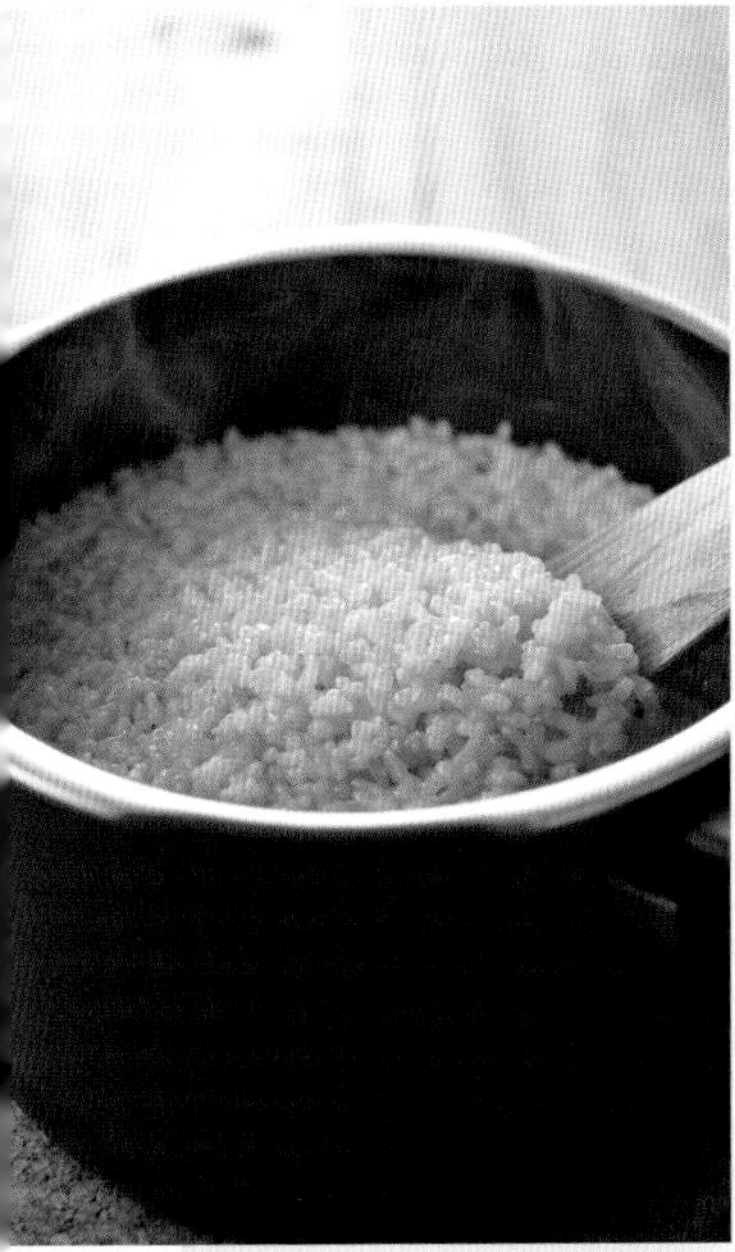

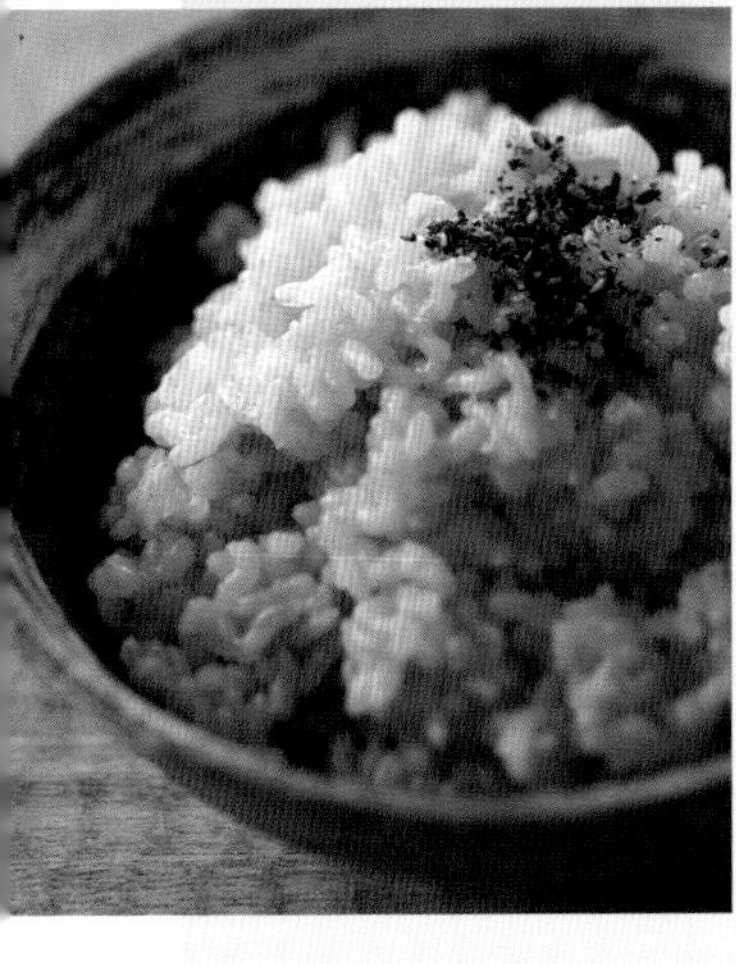

炊く

●圧力鍋の場合

水：玄米の1.3～1.5倍

実身美では圧力鍋を使って炊いています。浸水時間が短くても大丈夫で、ふっくら炊けるのが魅力です。沸騰して圧力鍋のピンが上がってきたら、その状態のまま1分、 弱火にして20分炊き、火を止めて、そのまま15分蒸らせば完成。

●炊飯器の場合

水：玄米の1.8～2倍

ご家庭にいちばん多いのは炊飯器でしょう。最近は玄米モードがある炊飯器も多いので、その水加減と炊飯時間に合わせます。玄米モードがなければ、白米モードでもOK。炊き上がってみてかたければ、水を足し、もう一度炊いてみて。

●土鍋の場合

水：玄米の1.3～1.7倍

土鍋には蒸気を逃がす穴があるので、吹きこぼれないように栓が必要です。まずは強火で沸騰させ、弱火にして、栓をして30分ほど。最後に30秒ほど火を強め、いったんふたを開けて水分を飛ばし、再度ふたをして10分蒸らします。

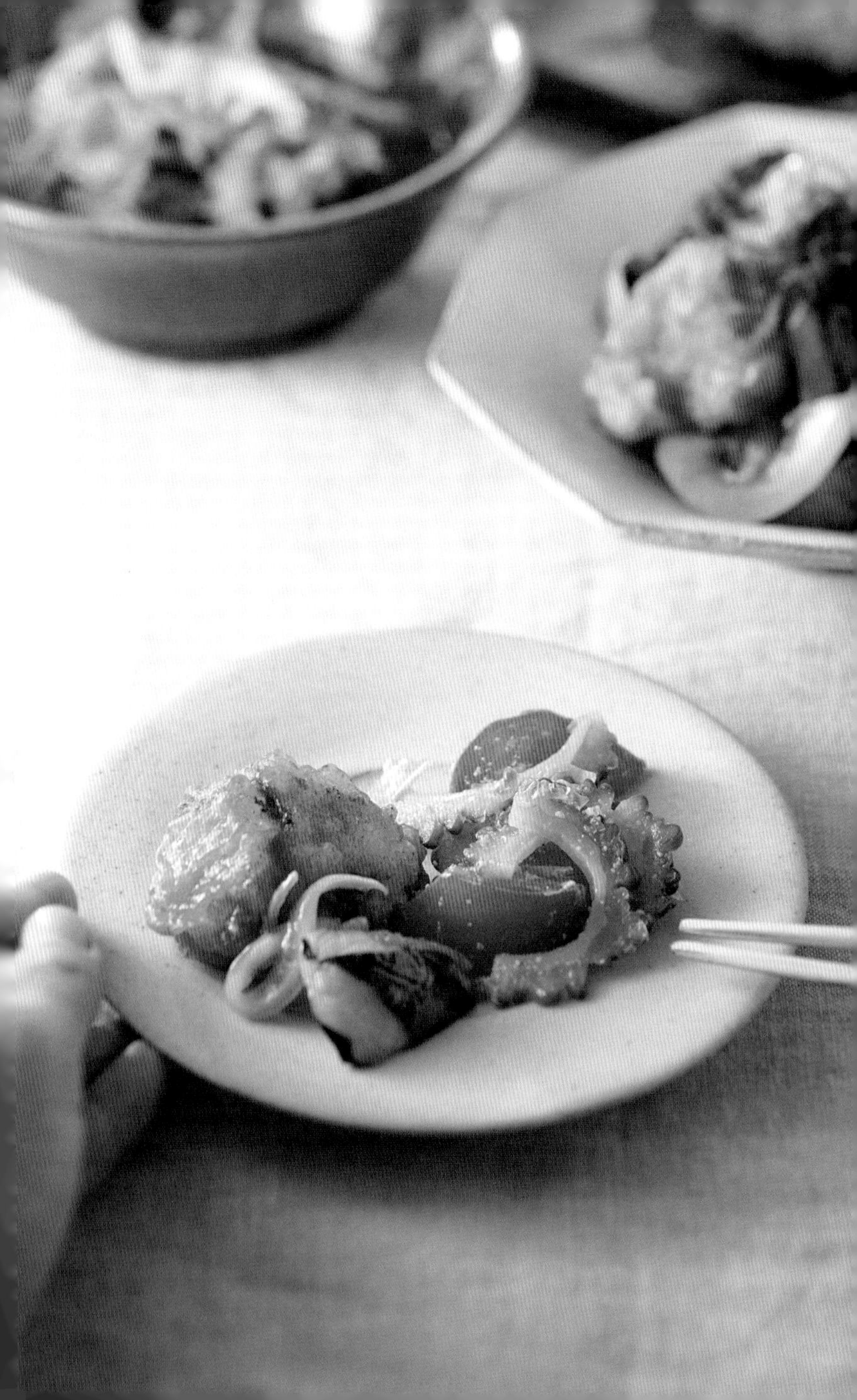

夏のごはん

紫外線対策に、夏野菜の抗酸化力を味方につける

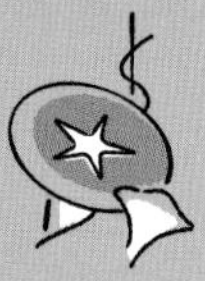

暑くて、湿気が多い日本の夏。やはり力を借りたいのは、旬の野菜です。汗をかいて体内の水分バランスが崩れがちな季節なので、たっぷり水分を摂り、さらには夏野菜を食べましょう。また、ネバネバ野菜や香味野菜、良質なたんぱく質でスタミナ補給を。

夏の調理

炒める

亜熱帯地方のフィリピンやベトナムなど、暑い土地の料理に共通する調理法。それは旬の地元食材を、強い火でさっと炒めるシンプルな加熱です。

暑いときは、慣れていても食欲が低下しがちです。そんなときは、長時間煮込んだ料理は向きません（そもそもキッチンが暑くて煮込んではいられません）。また、消化酵素の分泌も落ちがちなので、生の野菜や果物、発酵食品を取り入れることが大切になります。短時間の加熱にとどめた炒めものは、こういった観点からもぴったりです。

また、夏は紫外線も強くなるので、抗酸化物質が必要。そして、抗酸化物質は野菜の色素や香りに含まれていて、これもまた長時間の調理には向きません。さらに、これらは油との相性がよく、吸収率が高まります。使いすぎには注意が必要ですが、油を敵視せず、炒めるときに使うのは理にかなっています。

消耗しがちな夏。短時間でラクな調理法がうれしいですね。

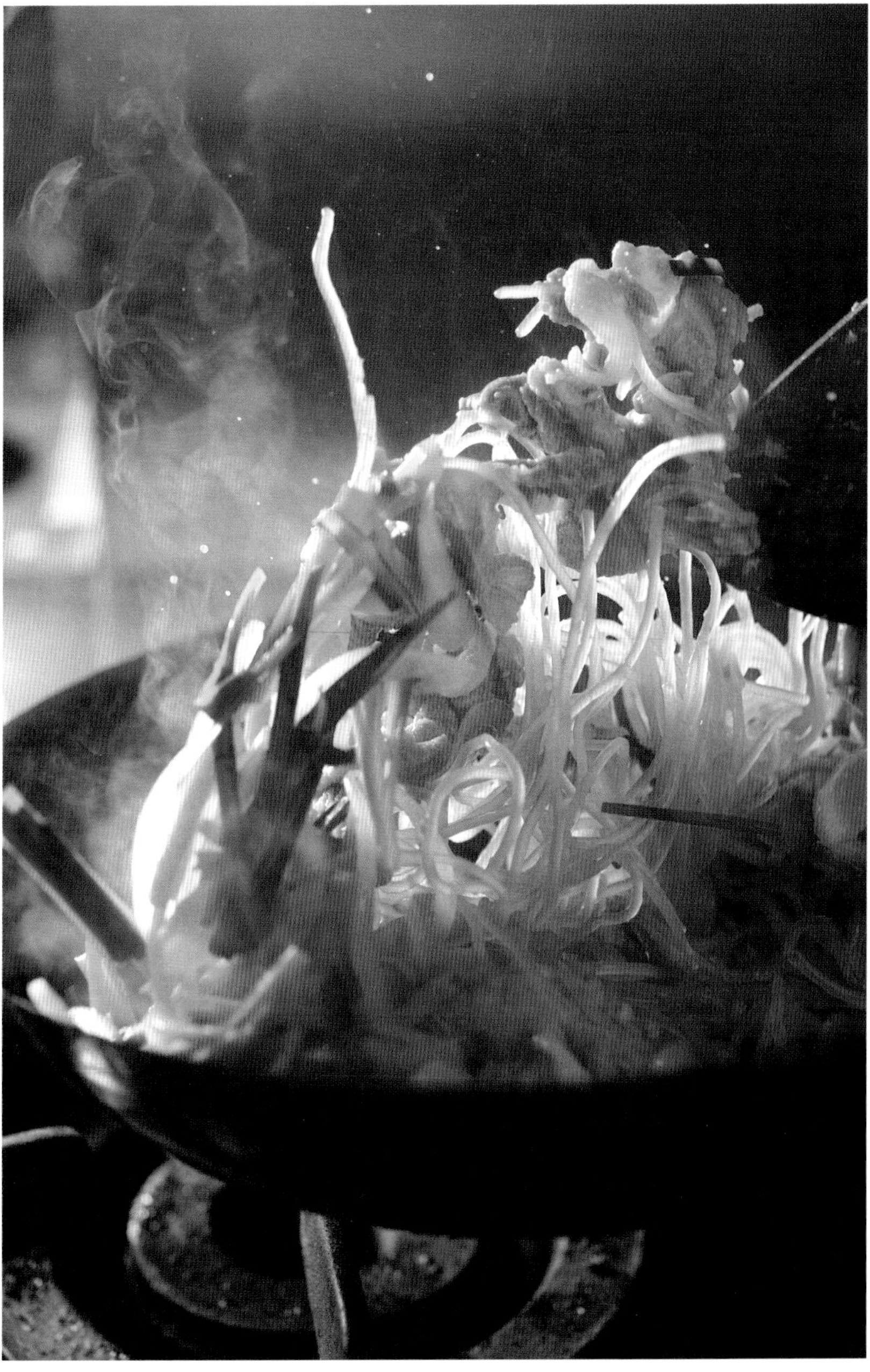

いつの間にか摂っている砂糖に気をつける

日々、多く摂りがちな砂糖。自炊のときはまだ加減がわかるのでいいのですが、甘味は「おいしい！」と思わせるのに手っ取り早いせいか、加工食品や市販のお弁当や惣菜には大量の砂糖が使われています。スイーツや清涼飲料水などはいわずもがなで、ケーキなどを作ってみると、使う砂糖の量に驚かされた、という人も多いでしょう。

WHOが1日に摂取していいとしている砂糖の量は、25gですが、日本人の平均摂取量は、その倍の50gだそうです。これは日本だけのことではなく、世界中で砂糖の摂りすぎは問題化しており、糖尿病は増加しています。

加工食品などに使われているのは、ほとんどが精製された白砂糖です。白砂糖は安価で、ダイレクトに甘味をつけることができます。しかし、体への吸収が速く、血糖値が急激に上がり、糖尿病の原因になります。自分で毎日の料理に使う砂糖は、黒砂糖、きび砂糖、甜菜糖など、精製度の低いものを選んでください。その分、ミネラルなどが含まれ、吸収も穏やか。はちみつも、微量栄養素が豊富で、エネルギーに変換されやすいのでおすすめです。

ちなみに、スティックシュガー１本が３ｇ。なにげなく飲んでいる清涼飲料水には、５００㎖で50ｇもの砂糖が入っていることも少なくありません。スティックシュガーが何本入っているか、想像してみると、びっくりしてしまいますね。

普段の生活で摂る砂糖の量を確認し、飲み物を買うときも、なんとなく砂糖の量をイメージしてから選んでみてください。

ストレス、免疫、美容。
ビタミンCで強く美しく

副腎とは、腎臓の上にあるくるみ大の臓器です。

副腎は、ストレスに対抗するホルモン「コルチゾール」を分泌する働きがあります。頭でストレスを感知すると、副腎皮質刺激ホルモンを分泌。それがトリガーとなり、副腎がコルチゾールを分泌してストレスを緩和するという重要な役割を担っています。

副腎は、ビタミンC濃度が高い臓器で、血中のビタミンCの１５０倍も含まれています。コルチゾールを作るときには、ビタミンCが必要なので、ストレスを感じるようならビタミンCを補給しましょう。

また、ストレスを感じると免疫にも影響が出ますが、血中のビタミンC濃度が高ければ、病原菌をやっつけるマクロファージの働きが活発になるため、やはりビタミンCは重要です。

さらに、こちらはご存じの方も多いでしょうが、メラニンの生成を抑制し、美白にもいいとされています。特に、紫外線を浴びる夏には、抗酸化作用があるので老化防止効果となり、女性にうれしいビタミンのひとつです。

このようにビタミンＣはとてもうれしい栄養素なのですが、体内で作ることができず、溜めておくこともできません。生の野菜や果物にはたくさん入っているので、ストレスを感じたり、風邪をひきそうなときは、食事を工夫してできるだけ摂れるようにしたいものです。

とはいえ、忙しくて果物や野菜を調理する時間がとれない場合など、ときにはサプリメントに頼っても構いません。時間があるときは野菜や果物、ないときはそれなりの工夫をして、負担なく栄養を摂れるようになりましょう。

糖や脂質を燃やして元気になる
ビタミンB群を取り入れる

ビタミンB群は、糖質や脂質代謝に必要です。

たとえば、糖質を燃やすのに必要なのがビタミンB_1。脂質を代謝するのがB_2、ナイアシン（B_3）やパントテン酸（B_5）はその両方の代謝に関わります。

ビタミンBは、明治時代に日本人の農芸化学者、鈴木梅太郎博士によって玄米のぬかから発見されました。ビタミンBの歴史は、日本人の主食からはじまったのです。

江戸時代に流行し、当時は原因がわからなくて「江戸わずらい」と呼ばれた「脚気《かっけ》」は、精製した米＝白米を食べる文化が生まれてからのこと。脚気には、だるい、疲れやすいといった症状があり、なるほど、これは米の糖質をとっても代謝できないのですから当然です。

「代謝」というと、ついダイエットのことを思い浮かべてしまいますが、ようは食べたものからエネルギーを生み出すこと。しっかりと代謝ができれば、元気に動き、日々を充実して過ごすことができます。毎日の「疲れた〜」の原因は、もしかしたらビタミンB不足かもしれません。

口内炎ができやすいというときも、ビタミンB群の不足が考えられます。ストレスでも消耗してしまうので、ストレスを感じそうなときには不足しないように注意しましょう。

ビタミンBが発見された玄米は、白米の5〜7倍のビタミンB群が含まれています。毎日の積み重ねとなれば、その差は膨大です。しかも、ごはんから摂った糖質を、自分でしっかり代謝できるのですから、ダイエット効果だって期待できます。ほかにも、豚肉やレバー、うなぎなどにも豊富です。現代人に不足しがちなビタミンB群を、ぜひ、毎日の食事から取り入れてくださいね。

「自然な食」と「不自然な食」

食材には、その食材を代謝するのに必要な栄養や成分がセットになって含まれていることがよくあります。たとえば玄米なら、ぬかや胚部分に含まれる食物繊維が糖質の吸収を穏やかにし、ビタミンB_1が代謝を促します。同様に、とうもろこしや全粒粉にも食物繊維やビタミンB_1は豊富です。

しかし、玄米を精製し、肝心のぬかを除いてしまった白米には、これら脇役の栄養素はあまり含まれません。口当たりはいいのですが栄養が足りず、脳が渇望し、もっともっと食べたくなってしまいます（カロリーゼロ商品などに含まれる人工甘味料も代表的な精製食品で、不自然な甘味です）。

また、旬との関係もあるのが不思議なところ。風邪をひきやすい冬に旬を迎えるみかんは、白い筋に「バイオフラボノイド」が含まれており、みかんのビタミンCの吸収を促す仕組みになっています。

私たちは、それ自体を代謝できる自然な働きを持つ食材を「自然な食」、人工的に手を加えて作った加工食品を「不自然な食」と呼んでいます。不自然な食は、便利で口当たりがいいかもしれませんが、依存性があり、保存がきく分、抗菌作用で腸内環境を悪化させてしまう可能性があります。アレルギーの増加もこういった食の変化に由来しているかもしれません。

たとえば、人工的に加工された添加物が多く使われたコンビニのお弁当や菓子パンをよく食べている人は、少しの間やめてみる。それだけでも体の調子が変わるのを実感できるはずです。

できるだけ自然な、そして旬のものを取り入れることは、おいしくて、食欲を正常に保ち、長い目で見ても体にいいことばかりです。一度立ち返ってみてください。

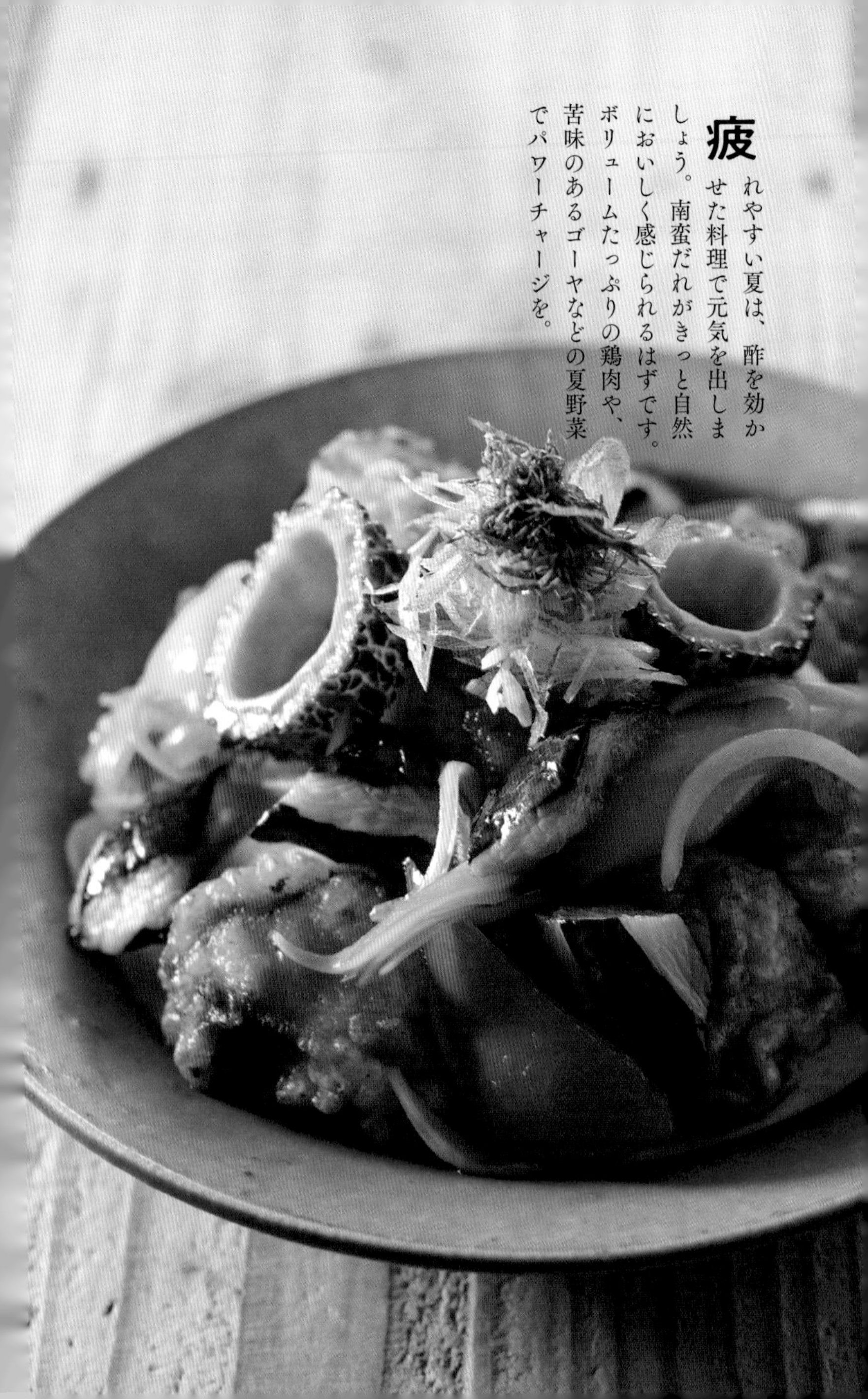

疲れやすい夏は、酢を効かせた料理で元気を出しましょう。南蛮だれがきっと自然においしく感じられるはずです。ボリュームたっぷりの鶏肉や、苦味のあるゴーヤなどの夏野菜でパワーチャージを。

夏野菜とチキンの南蛮
たっぷり薬味のせ

材料（2人分）

鶏胸肉（または鶏モモ肉）……1枚（約240g）

A
- 酒……大さじ1
- 濃口醤油……大さじ1
- しょうがのすりおろし……⅔片分
- 塩麹……大さじ½

ゴーヤ……¼本
赤・黄パプリカ……各⅛個
なす……1本
玉ねぎ……¼個

〈南蛮だれ〉
酢……大さじ3
きび砂糖……大さじ1
濃口醤油……大さじ2
鷹の爪の小口切り……⅕本分
ごま油……小さじ1

〈衣〉
片栗粉……大さじ3
薄力粉……大さじ3
重曹……ごく少量
水……大さじ4

揚げ油（米油）……適量

〈薬味〉
大葉……1枚
みょうが……1本

作り方

1 鶏肉は8等分し、合わせておいた**A**を絡めておく。ゴーヤは種をとって厚さ2cmの輪切り、パプリカは斜め半分に切る。なすはへたをとってピーラーで縦に縞目にむき、乱切りにする。玉ねぎは幅3mmの薄切りにする。

2 南蛮だれを作る。酢ときび砂糖を小鍋に入れて中火にかけ、砂糖がとけたら醤油、鷹の爪、ごま油を混ぜる。

3 ボウルに衣の材料を混ぜ、鶏肉に絡める。160℃に熱した揚げ油で色よく揚げて、**2**に浸す。ゴーヤ、パプリカ、なすも素揚げし、熱いうちに**2**に浸す。玉ねぎは生のまま浸す。

4 皿に盛り、せん切りにした大葉とみょうがをのせる。

こちらもお酢を効かせたお肉料理。豚肉にはビタミンB群が豊富なので、疲労回復にひと役買ってくれます。卵からもたんぱく質が摂れ、元気を出したいときに食べてほしいスタミナメイン料理です。

ゴーヤ入り 黒酢甘辛角煮

材料（作りやすい分量）

豚バラブロック……400g
水……1.5～2ℓ
おから……100g
冬瓜……140g

A
- 黒酢……150mℓ
- きび砂糖……大さじ3
- 濃口醤油……大さじ3
- 水……600mℓ

卵……2個
→沸騰した湯で8～10分ゆでる

ゴーヤ……⅓本
ごま油……少々
白髪ねぎ……適量

作り方

1 豚を下ゆでする。鍋にブロック肉、分量の水、おからを入れ、1時間半から2時間、静かにゆでる。水でさっと洗う。

2 冬瓜は皮をむいて厚さ4cmに切る。

3 **1**を4cm角に切り、鍋に入れ、**A**を加える。1時間ほど、肉がやわらかくなるまで煮る。途中30分ほどで冬瓜を入れて一緒に煮る。火を止めてゆで卵を入れ、ひと晩おく。

4 ゴーヤは種をとって厚さ1cmの輪切りにし、ごま油でさっと炒める。**3**の鍋に入れ、温める。

5 器に盛り、縦半分に切ったゆで卵と白髪ねぎを添える。

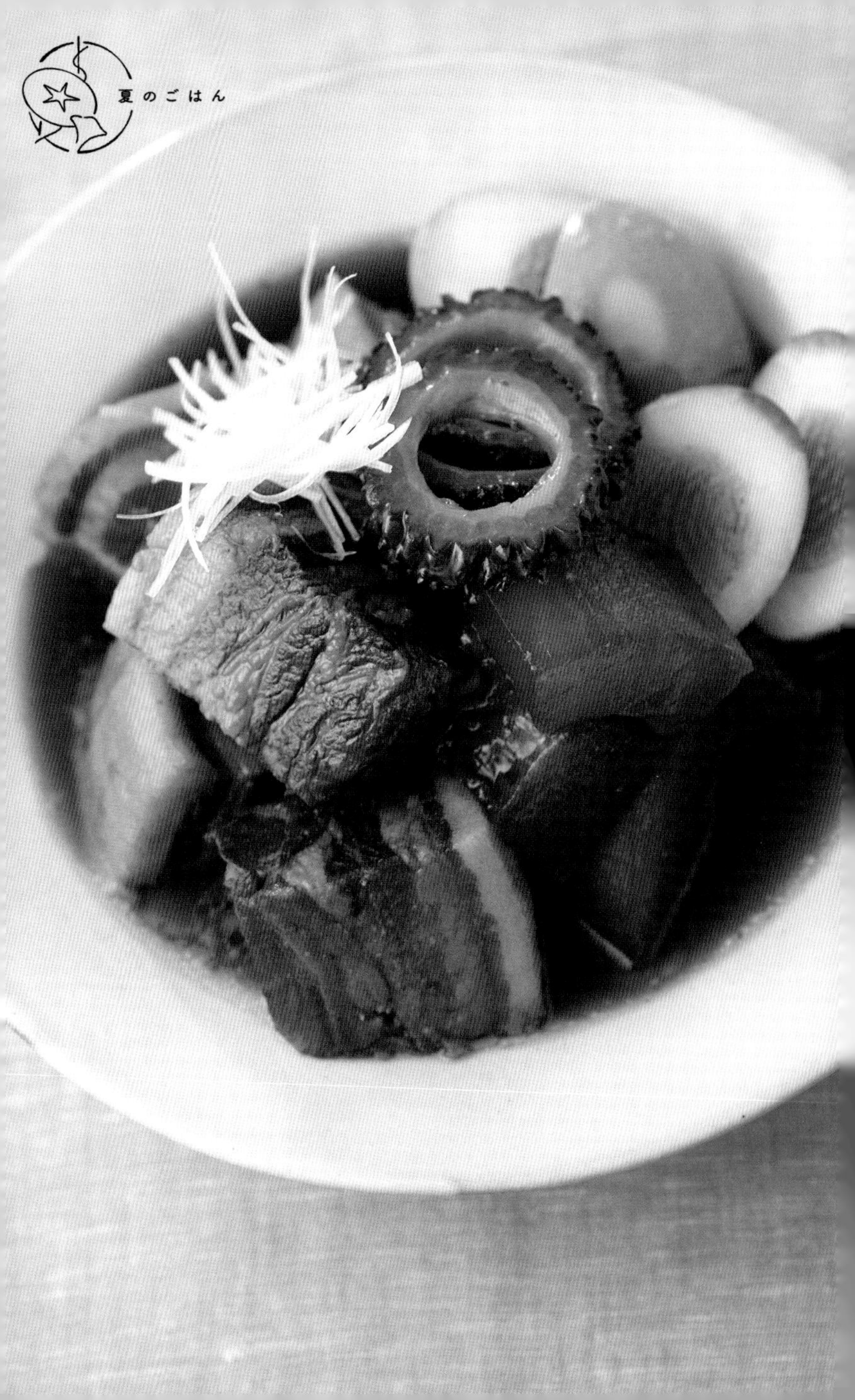

豚肉のビタミンB群はにんにくやにら、ねぎ類などの香り成分で吸収率がアップします。緑黄色野菜も摂れる、元気が出るひと品です。いつもの調味料で韓国風の甘辛味が簡単にでき、ごはんが進む味に。

豚肉と野菜の プルコギ風炒めもの

材料（2人分）

豚モモ薄切り肉……………100g

A
- にんにくのすりおろし……………¼片分
- しょうがのすりおろし……………⅓片分
- みりん……………大さじ1
- 濃口醤油……………大さじ½
- 酒……………大さじ½
- こしょう……………少々

にんじん……………¼本
玉ねぎ……………¼個
にら……………¼束
エリンギ……………15g
乾燥春雨……………25g
ごま油……………大さじ2
塩……………少々（0.5g）

B
- みりん……………大さじ¼
- 濃口醤油……………小さじ¼
- 白煎りごま……………大さじ¼

作り方

1 豚肉は幅4㎝に切り、合わせておいた**A**をもみ込む。にんじんは細切り、玉ねぎは繊維に沿って幅5㎜に切る。にらは幅4㎝に切る。エリンギは縦半分に切り、斜め切りにする。春雨は5分ゆで、水で洗って水けをきり、はさみで食べやすい長さに切る。

2 フライパンに半量のごま油をなじませ、中火で熱し、豚肉を炒める。全体の色が変わったら、取り出しておく。

3 フライパンを洗い、残りのごま油をなじませる。にんじん、玉ねぎ、エリンギを入れ、塩をふって中火で炒める。

4 **2**を戻し入れ、にらを加えて炒め合わせる。春雨と**B**を入れ、味を絡めながら炒める。

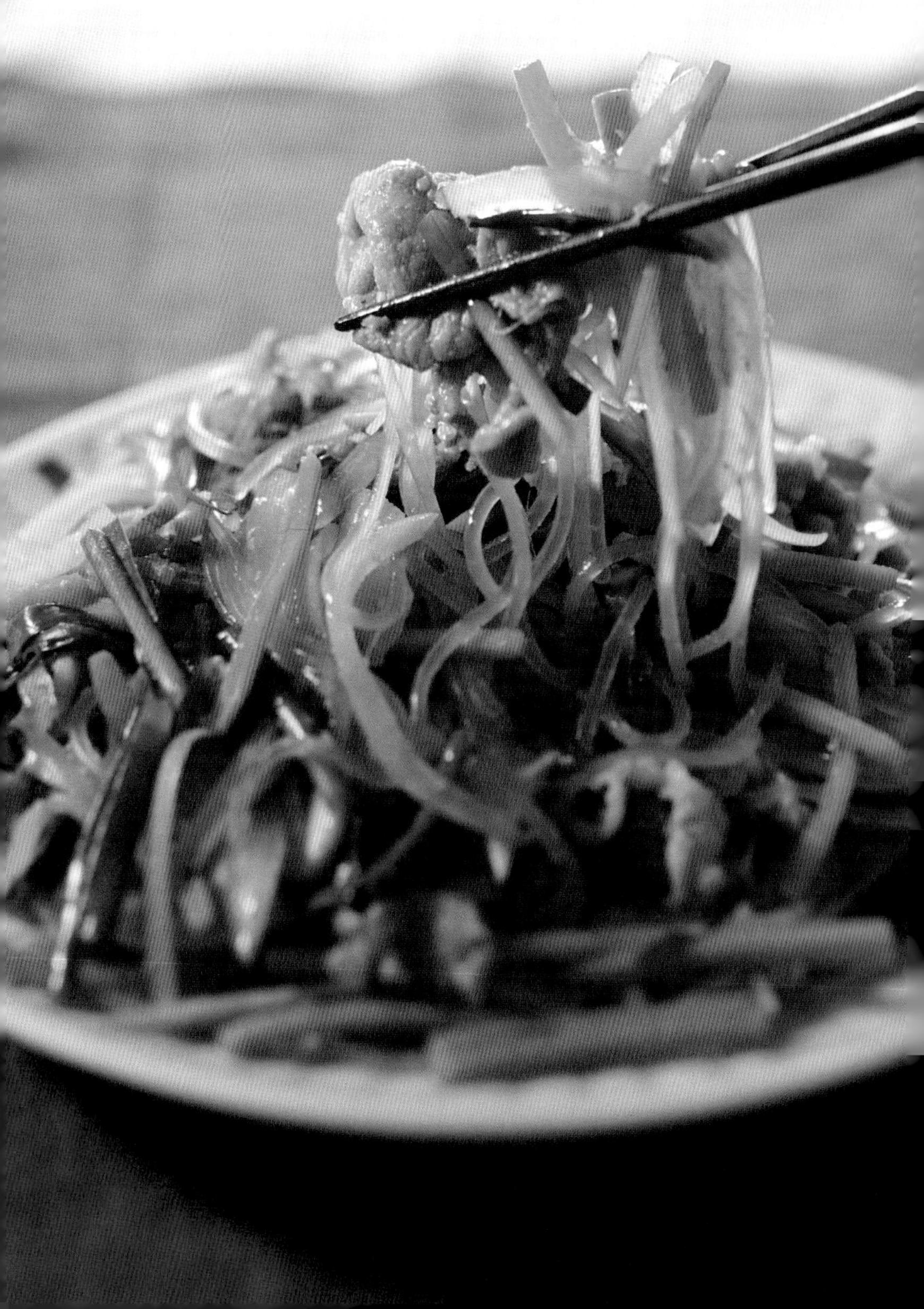

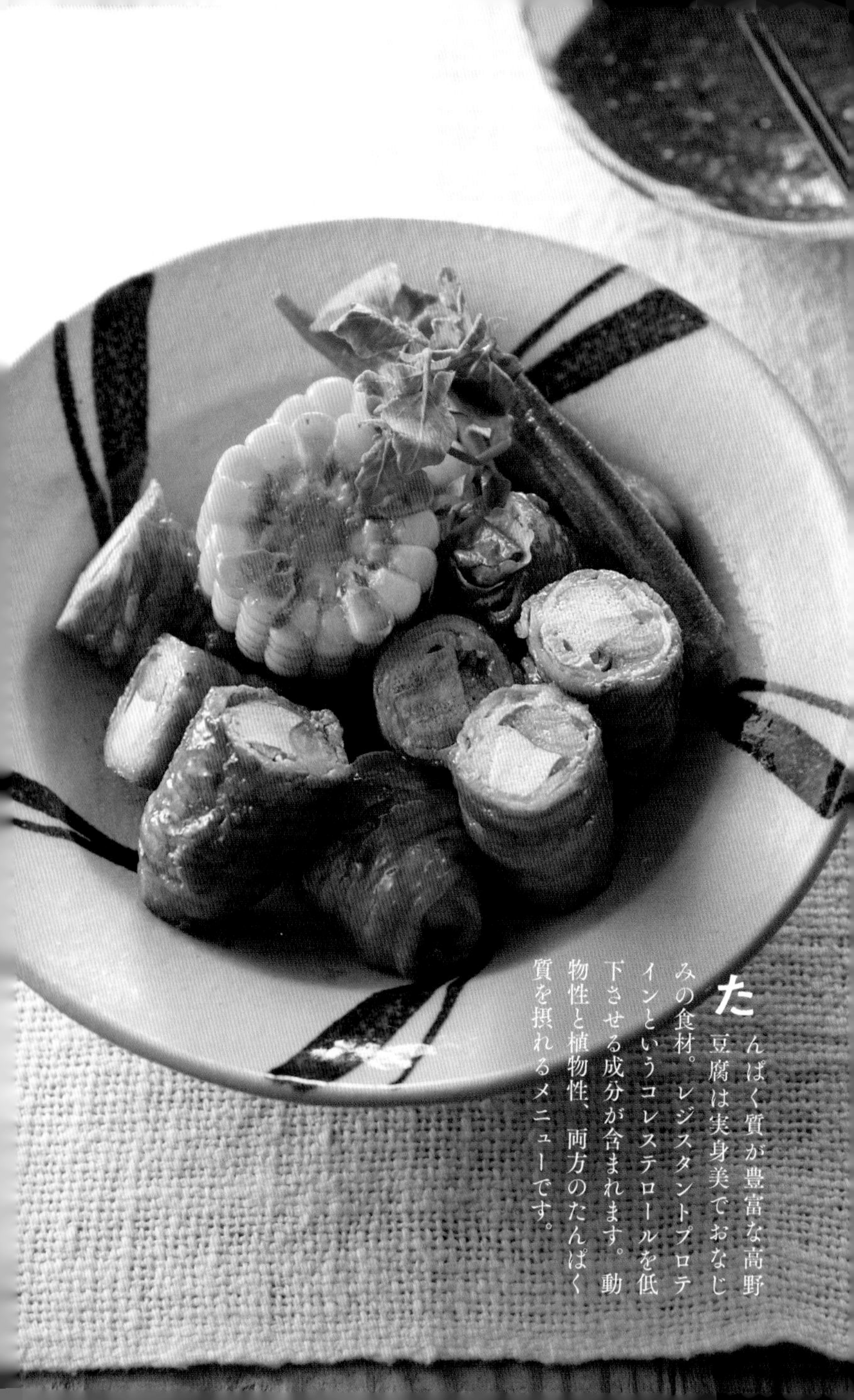

たんぱく質が豊富な高野豆腐は実身美でおなじみの食材。レジスタントプロテインというコレステロールを低下させる成分が含まれます。動物性と植物性、両方のたんぱく質を摂れるメニューです。

高野豆腐の肉巻きと夏野菜の黒酢だれ

材料（2人分）

高野豆腐……………………1枚
だし汁……………………300mℓ
みょうが……………………1本
ピーマン……………………½個
オクラ………………………2本
とうもろこしの輪切り
……………厚さ3cm×2切れ

〈**黒酢だれ**〉
黒酢……………………大さじ2
濃口醤油………………大さじ1
きび砂糖………………大さじ½

豚バラ薄切り肉……8～10枚
片栗粉…………………小さじ2
米油……………………大さじ1
クレソン……………………10g
粉山椒………………お好みで

作り方

1 鍋に湯を沸かし、高野豆腐を入れて火を止め、戻す。水けをきり、縦長に4等分する。だし汁でやわらかくなるまで煮る。

2 みょうがは縦に4等分、ピーマンは種を除き、幅5mmの縦細切りにする。オクラはかたいヘタをむく。

3 湯気のたっているせいろでとうもろこしを10分ほど蒸し、最後の1分でオクラも一緒に蒸す。

4 黒酢だれを作る。小鍋に材料をすべて入れて中火にかける。沸騰する直前に火を弱め、よく混ぜて砂糖が溶けたら完成。

5 豚肉を広げ、軽く水けをしぼった高野豆腐、みょうが、ピーマンをのせて巻く。表面に片栗粉をまぶす。

6 フライパンに油をなじませ、**5**を、巻き終わりを下にして入れる。中火にかけ、巻き終わりがくっついたら転がして全体に火を通す。**4**を注ぎ入れ、たれを絡める。肉巻きを取り出し、同じフライパンでとうもろこしとオクラも軽く温める。

7 肉巻きを食べやすく切って皿に盛り、とうもろこしとオクラ、幅4cmに切ったクレソンを添えて、好みで山椒をふる。

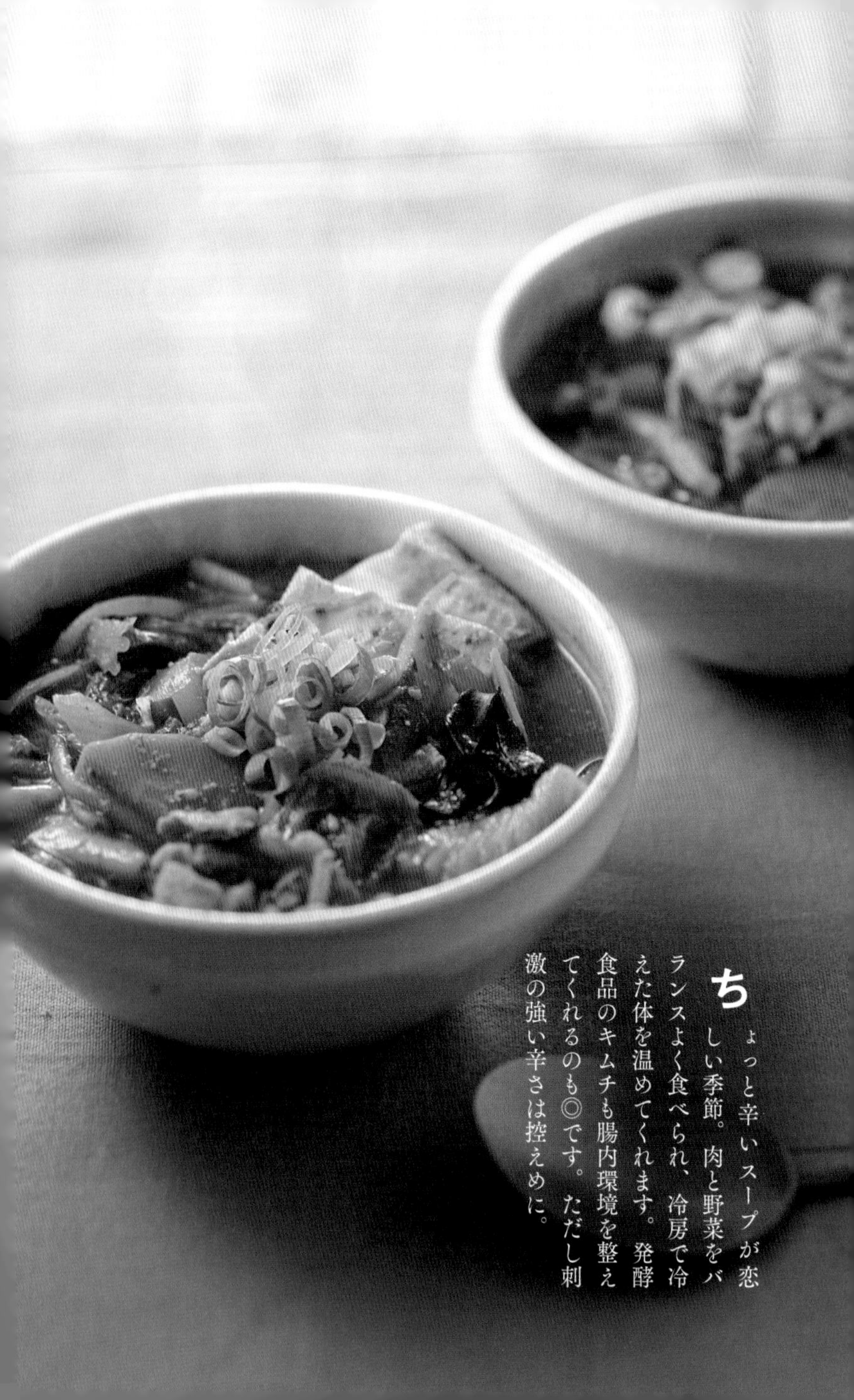

ちょっと辛いスープが恋しい季節。肉と野菜をバランスよく食べられ、冷房で冷えた体を温めてくれます。発酵食品のキムチも腸内環境を整えてくれるのも◎です。ただし刺激の強い辛さは控えめに。

たっぷり根菜と豚肉のキムチチゲ風スープ

材料（2人分）

乾燥きくらげ……………… 3g
　→表示通りに戻す
豚モモ薄切り肉………… 100g
白菜……………………… 3枚
大根……………………… 1cm
にんじん………………… 1cm
ごぼう…………………… 20g
玉ねぎ…………………… ½個
にら……………………… 3本
しめじ…………………… ½パック
木綿豆腐………………… ½丁
ごま油…………………… 大さじ1
にんにく、しょうがの
　みじん切り…………… 各少々
キムチ…………… 100～130g
A
　みりん…………… 大さじ2
　白すりごま……… 大さじ2
　濃口醤油………… 大さじ1
　麹味噌…………… 大さじ1
　コチュジャン…… 小さじ1
　八丁味噌………… 小さじ1
　水………………… 350mℓ
豆もやし………………… 20g
万能ねぎの小口切り…… ½本分

作り方

1 豚肉は幅4cmに切る。白菜はそぎ切りに、大根とにんじんはいちょう切りに、ごぼうはささがきにする。玉ねぎはくし形切り、にらは幅3cmに切る。しめじは石づきをとってほぐし、きくらげとキムチは大きければ切る。豆腐は縦半分に切り、厚さ1.5cmに切る。

2 鍋に、ごま油、にんにく、しょうが、豚肉を入れ、豚肉の色が変わるまで炒めて取り出しておく。

3 同じ鍋でごぼうとキムチを炒める。

4 しっかり火が通ったら、白菜、大根、にんじん、玉ねぎ、しめじ、きくらげ、**A**を入れ、野菜に火が通るまで煮る。

5 **2**を戻し入れ、最後に豆腐、にら、豆もやしを加え、火が通ったらできあがり。器に盛り、万能ねぎを散らす。

甘やかなココナッツの香りが夏らしく、食欲を誘うスープ煮込み。暑さで食欲が出ないときも食べやすいメニューです。夏野菜を煮込んでスープに出たファイトケミカルまで飲み干して体にチャージ。

鶏肉と野菜の ココナッツミルク煮

材料（2人分）

鶏モモ肉……………… 180g
にんにく………………… ½片
しょうが………………… ⅔片
赤パプリカ……………… ½個
なす……………………… 1本
玉ねぎ…………………… ½個
しめじ……………… ½パック
オクラ…………………… 2本
米油……………… 小さじ1
酒………………… 大さじ1
水……………………… 200mℓ
コブミカンの葉………… 2枚
レモングラスの葉……… 1本
塩……………… 小さじ½
ナンプラー………… 小さじ1
ココナッツミルク…… 200mℓ

作り方

1 鶏肉は6等分する。にんにくとしょうがは薄切りにする。赤パプリカとなすはへたを除いて乱切りにする。玉ねぎは薄いくし形切りにする。しめじは石づきを除いてほぐす。オクラはかたいヘタをむき、さっとゆでて冷まし、斜め半分に切る。

2 鍋に油、にんにく、しょうがを入れて弱火で炒め、香りがたったら鶏肉を入れて焼く。

3 鶏肉が白くなったら、赤パプリカ、なす、玉ねぎ、しめじを入れ、酒を回しかけ、炒める。

4 全体がなじんだら分量の水を注ぎ、コブミカンの葉、レモングラスの葉、塩、ナンプラーを入れ、野菜がやわらかくなるまで煮る。

5 仕上げにココナッツミルクを注ぎ入れ、軽く煮る。器に盛り、オクラを添える。

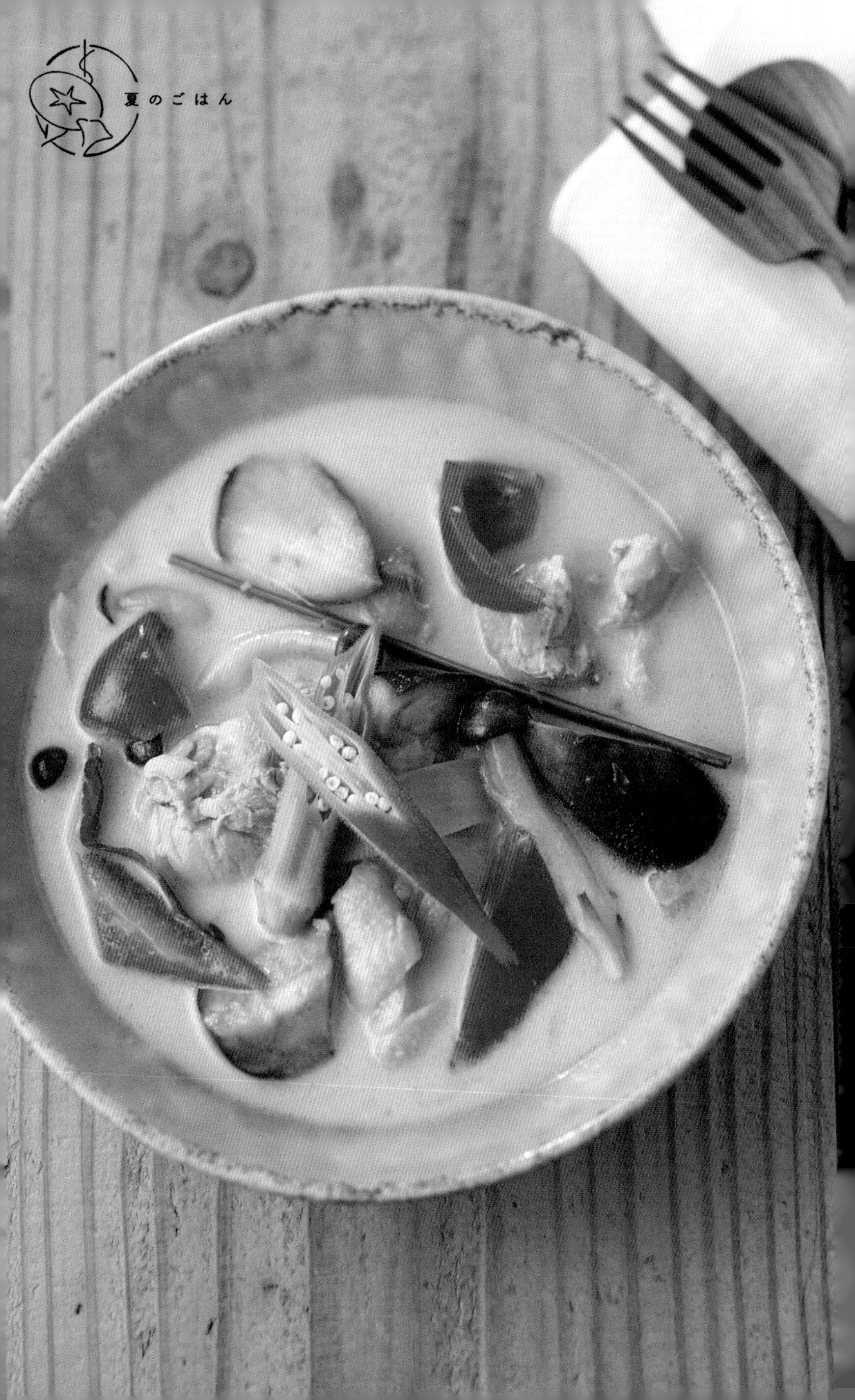

愛される果物、桃でおもてなしにも使える前菜を。チーズのたんぱく質と桃のビタミンを同時に摂れ、美容にもうれしいひと品です。岩塩と、アーモンドオイルの香ばしい香りがアクセントになります。

桃とモッツァレラのサラダ アーモンドオイルがけ

材料（2人分）

桃……1個
レモン汁……少々
モッツァレラチーズ……100g
岩塩……少々
ブラックペッパー……少々
アーモンドオイル……大さじ½
ミントの葉……3～4枚

作り方

1 桃はくぼみに沿ってぐるりと包丁で切り込みを入れ、手でひねって半分に割り、種を除き、皮をむく。厚さ5㎜に切り、レモン汁をまぶして変色を防ぐ。

2 モッツァレラチーズも厚さ5㎜に切る。

3 皿に**1**と**2**を交互に並べ、岩塩とブラックペッパーをふる。アーモンドオイルを回しかけ、ミントを散らす。

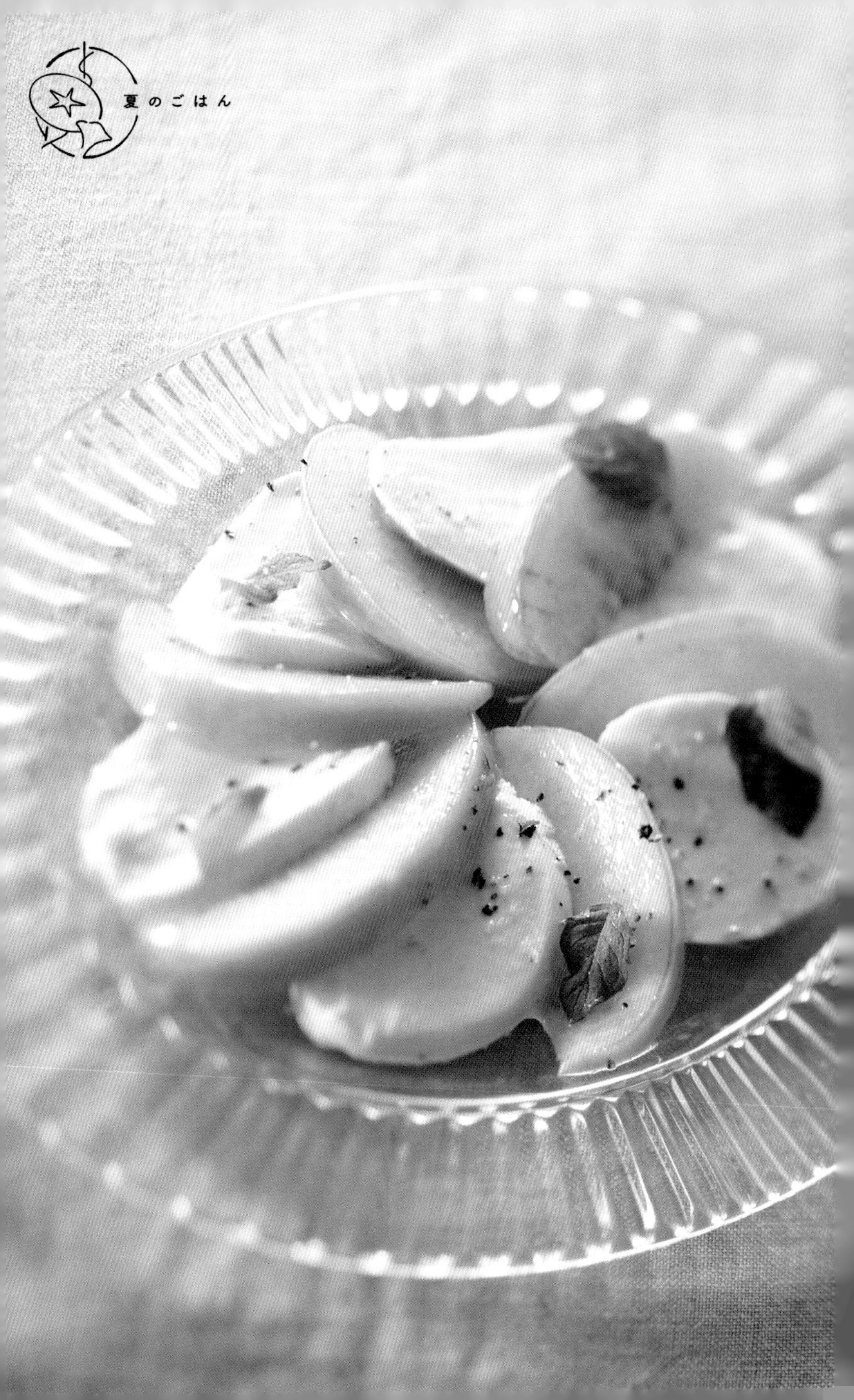

オクラのネバネバ成分には、夏の日差しに打ち勝つ抗酸化成分が豊富です。また、年齢とともに不足しがちな肌や目などの潤いを補ってくれるネバネバ成分は、アンチエイジングにぴったり。

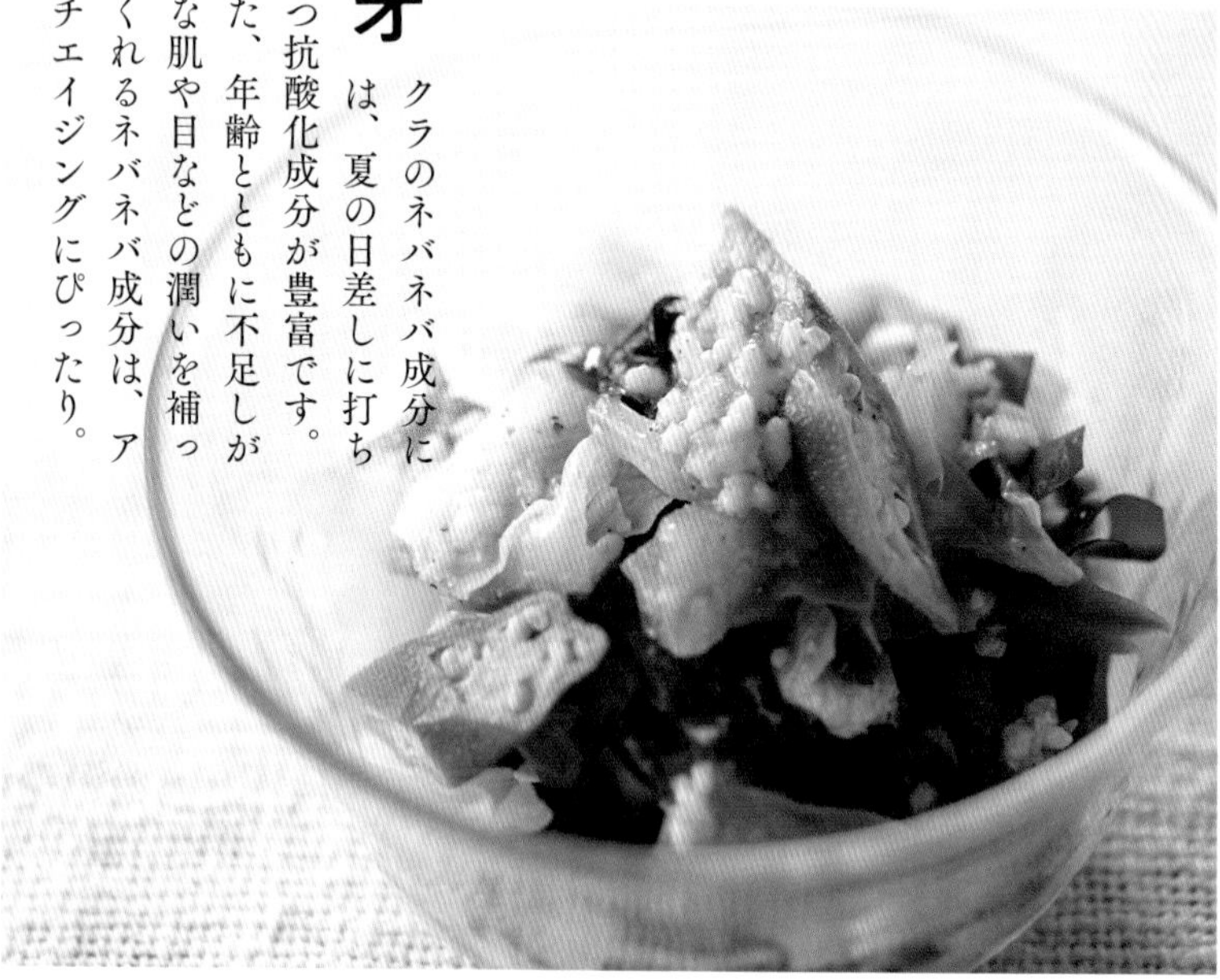

オクラとわかめとキャベツの塩麹ナムル

材料（2人分）

オクラ……………………………4本
生わかめ…………………………40g
キャベツ…………………………100g

〈**ナムルだれ**〉

塩麹………………………………20g
ごま油………………小さじ2と½
塩……………………………少々（1g）
白すりごま…………………少々（1g）
にんにくのすりおろし……少々（1g）
ブラックペッパー………………少々
水…………………………………小さじ2

作り方

1 オクラはかたいヘタをむき、さっとゆで、水けをきって乱切りにする。わかめは3cm角に切る。キャベツは幅3cmに切ってさっとゆで、水けをきる。すべてボウルに入れ混ぜる。
2 たれの材料をよく混ぜる。
3 **1**を器に盛り、**2**をかける。

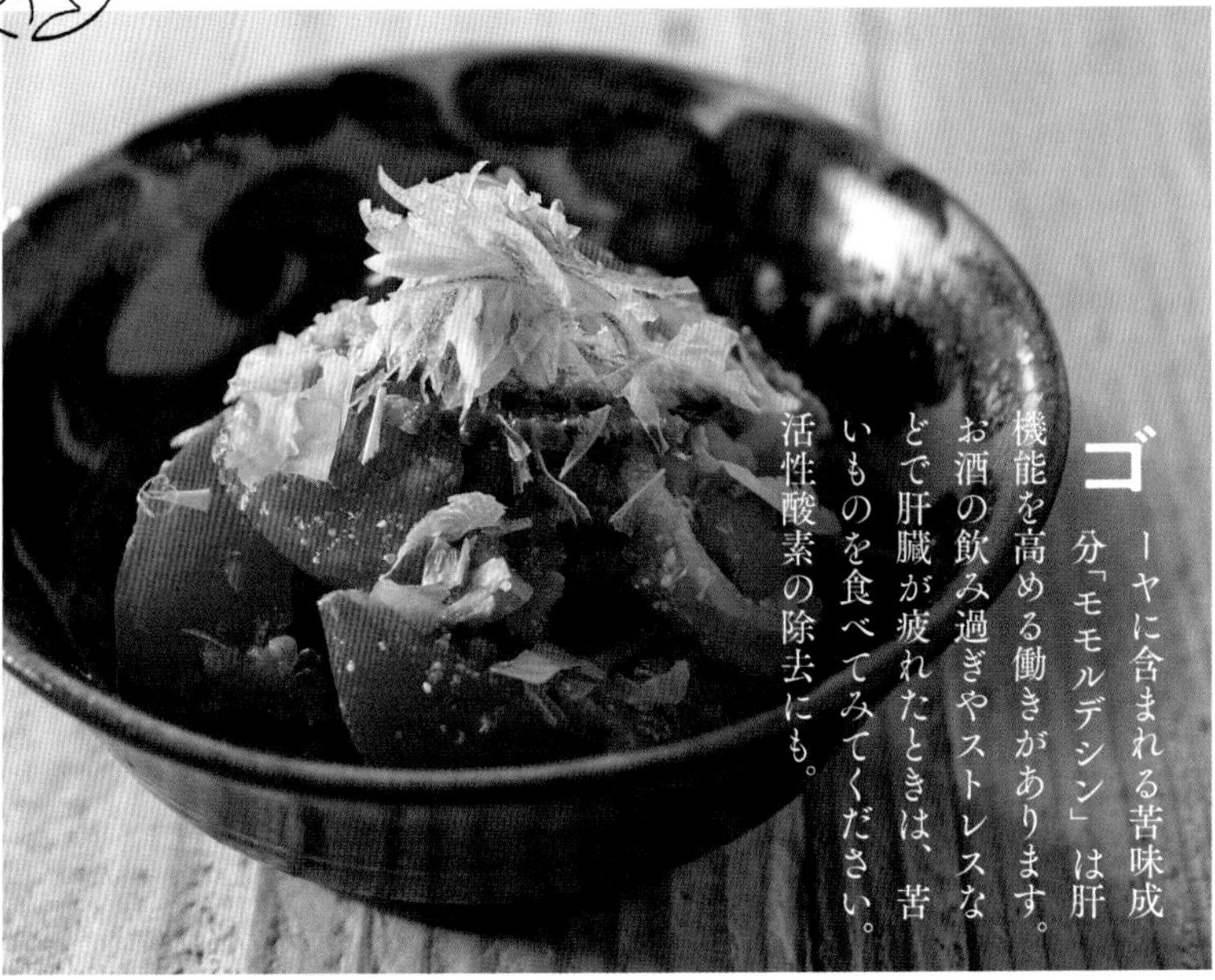

ゴーヤに含まれる苦味成分「モモルデシン」は肝機能を高める働きがあります。お酒の飲み過ぎやストレスなどで肝臓が疲れたときは、苦いものを食べてみてください。活性酸素の除去にも。

ゴーヤとトマトの香りおひたし

材料（2人分）

ゴーヤ	½本
塩	少々
トマト	½個
みょうが	½本
みりん	大さじ1
薄口醤油	小さじ2
水	50mℓ
白すりごま	少々
ごま油	小さじ2
かつおぶし	少々

作り方

1 ゴーヤは縦半分に切り、スプーンなどで種をこそげ、厚さ5㎜の半月切りにする。塩少々をふってもみ、さっとゆでて水気をきる。トマトはへたを除き、4等分のくし形に切る。みょうがは縦半分に切り、ななめ薄切りにする。

2 小鍋にみりんを入れて沸騰させ、火を止める。醤油と分量の水を加えてひと煮立ちさせ、冷ます。

3 **2**にトマト、ゴーヤ、ごまを入れ、しばらく浸す。好みの加減になったら、ごま油を加えて混ぜる。

4 器に盛り、かつおぶしとみょうがを散らす。

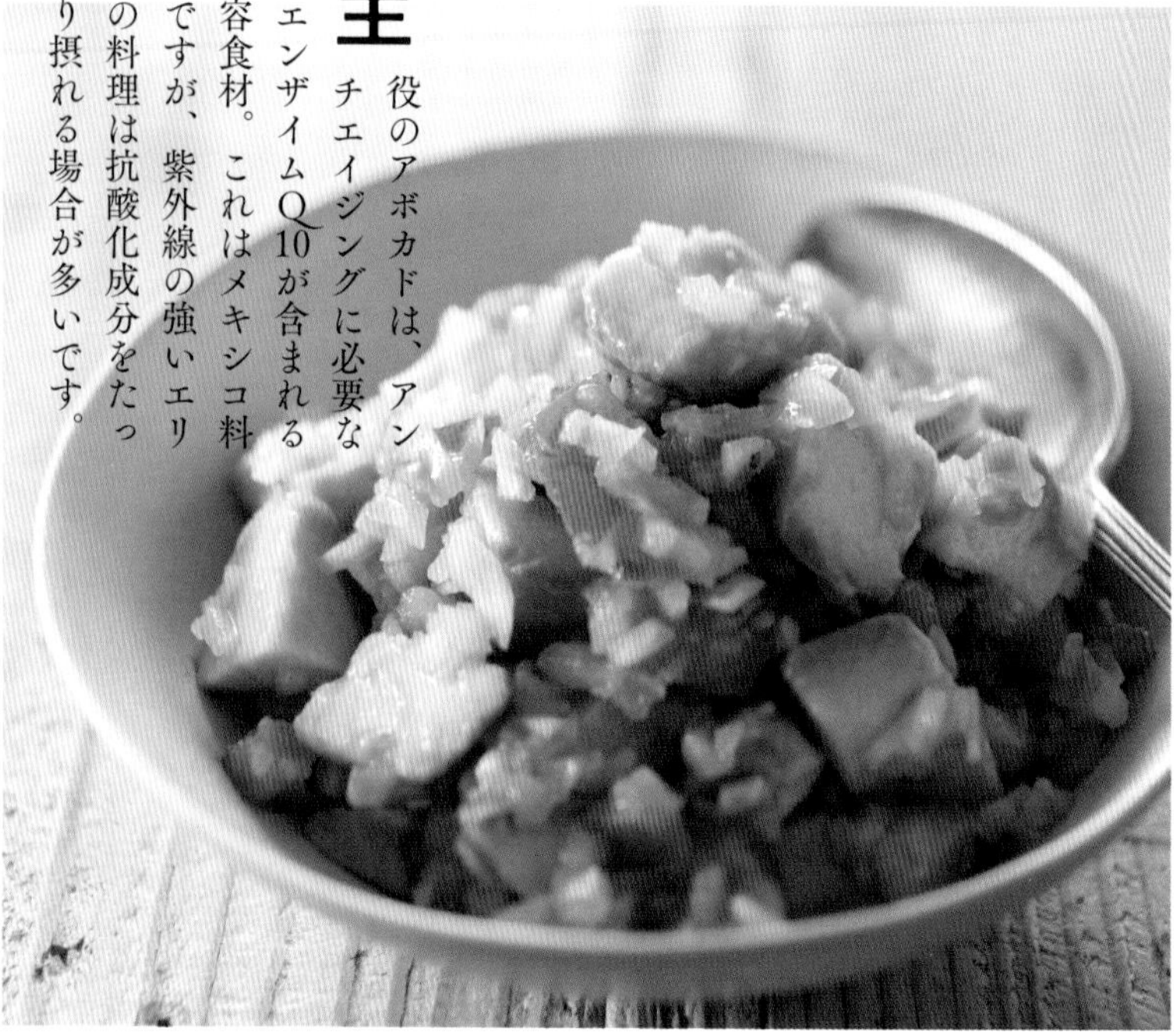

主役のアボカドは、アンチエイジングに必要なコエンザイムQ10が含まれる美容食材。これはメキシコ料理ですが、紫外線の強いエリアの料理は抗酸化成分をたっぷり摂れる場合が多いです。

アボカドとトマトのワカモレ風サラダ

材料（2人分）

アボカド……… 1～1.5個（正味200g）
レモン汁……………大さじ½
トマト……………1個（150g）
玉ねぎ……………………20g
ピーマン…………………1個
塩……………少々（1～1.5g）
ブラックペッパー………少々
タバスコ…………………少々

作り方

1 アボカドは食べやすい大きさに切り、ボウルに入れ、レモン汁を絡める。トマトは1cm角に切る。玉ねぎとピーマンはみじん切りにする。
2 アボカドのボウルにトマト、玉ねぎ、ピーマンを入れ、塩、ブラックペッパー、タバスコをふる。全体を大きく混ぜてあえる。

夏は体内の消化酵素が減りがち。大根おろしには、三大栄養素を分解する酵素が豊富に含まれているので意識して摂りましょう。トマトのリコピンやきゅうりのカリウムは夏疲れの回復に。

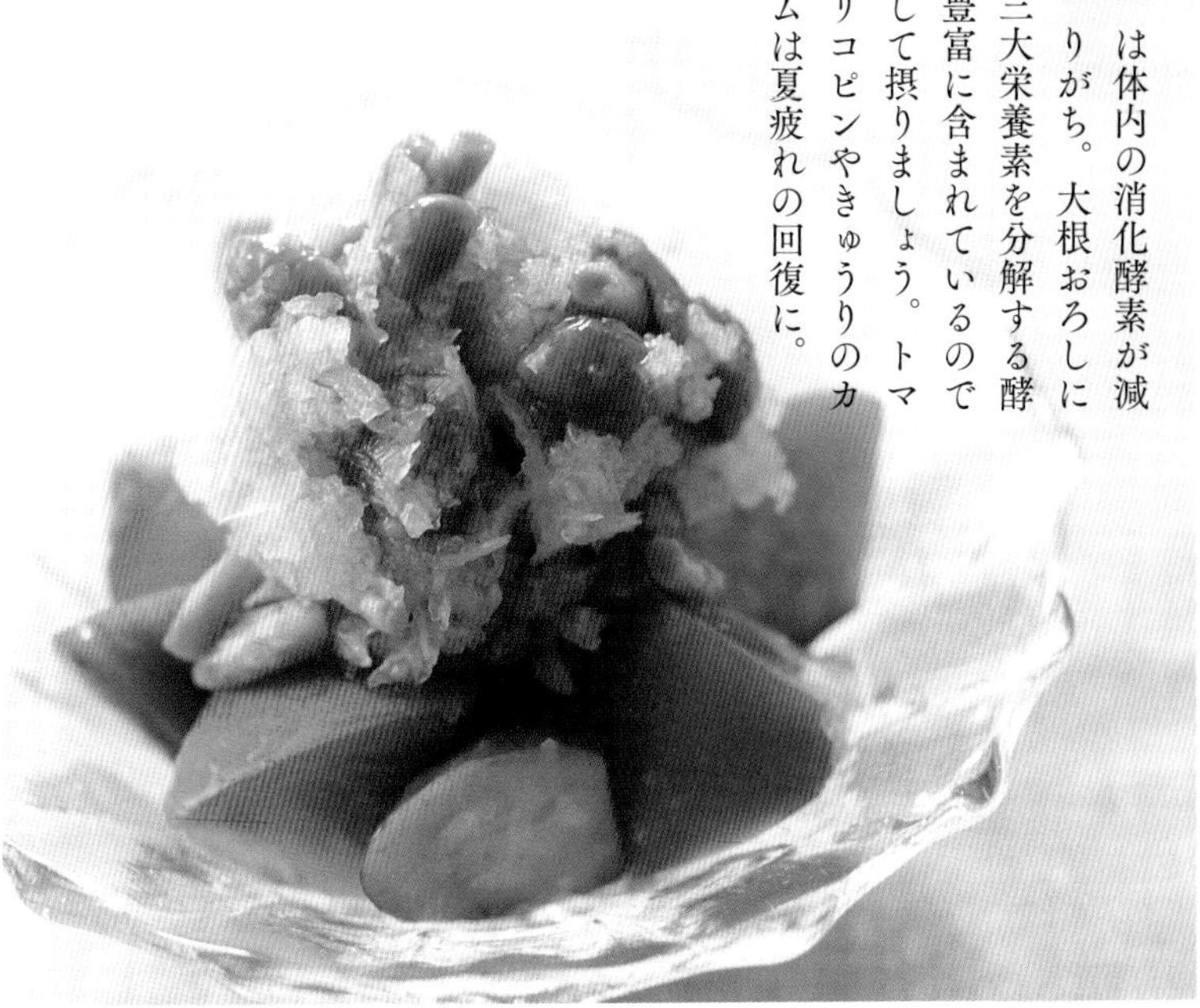

きゅうりとトマトのなめこおろしあえ

材料（2人分）

きゅうり……………………½本
トマト……………………¼個
なめこ……………………30g
大根おろし………………50g
青ゆずの皮のすりおろし
……………………………適量
ポン酢……………………適量

作り方

1 きゅうりは大きめの乱切りにする。トマトは4等分する。なめこは30〜40秒ゆでる。

2 大根おろしは軽く水けをきり、なめこ、青ゆずの皮を加えて混ぜる。

3 皿にきゅうりとトマトを盛り、**2**をのせ、食べる直前にポン酢をかける。

ツルムラサキの抗酸化力は、食材の中でもトップクラス。上質な油脂を含んだナッツとあえれば、味の相性も栄養面でもうれしいメニューです。ツルムラサキはほかの青菜に代えても。

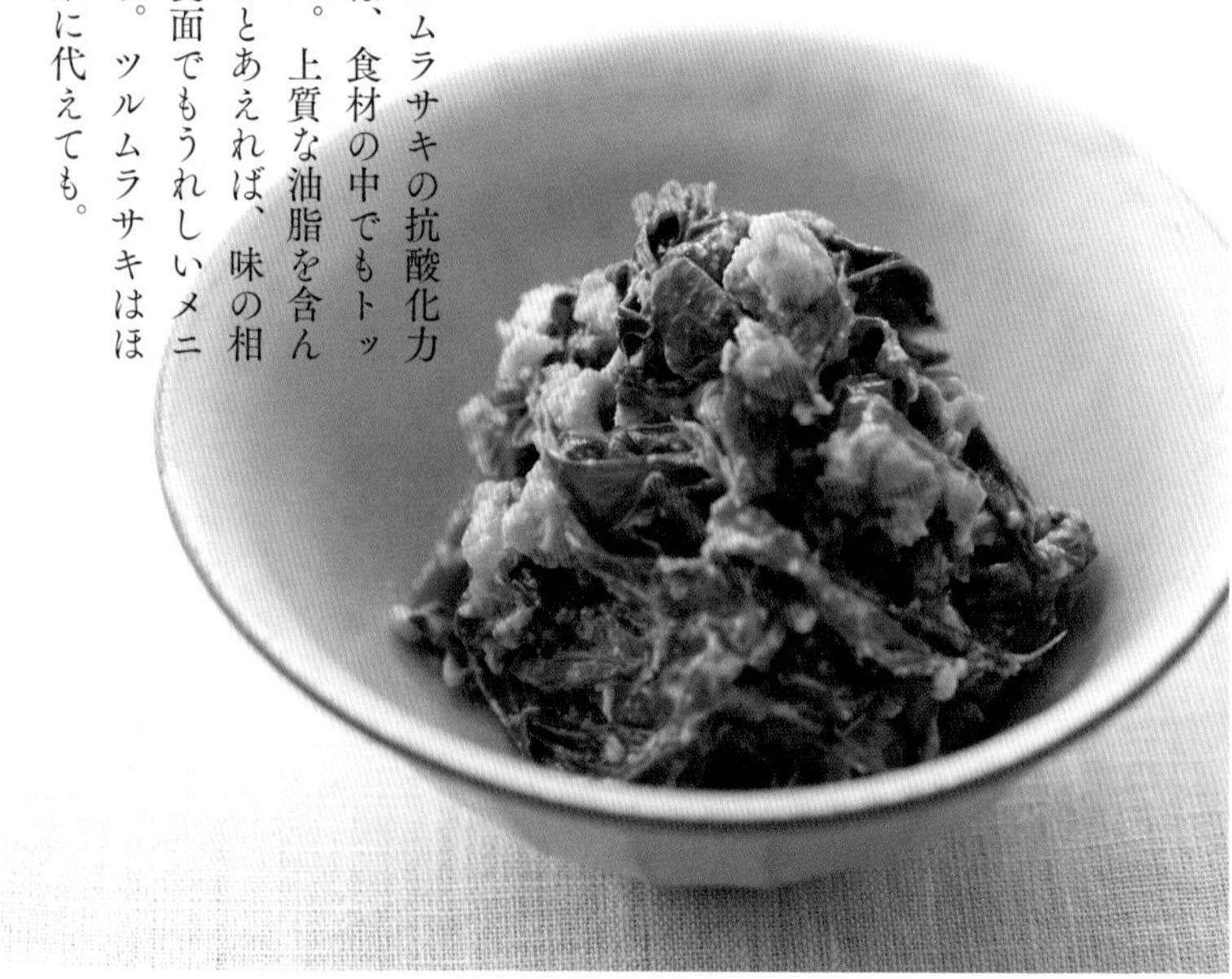

ツルムラサキのくるみあえ

材料（2人分）

ツルムラサキ……………1束

〈**くるみ味噌**〉
くるみ……………………50g
麹味噌……………………10g
みりん（煮切る）………大さじ1

作り方

1 くるみはフライパンで3分ほどから炒りする。
2 ツルムラサキはゆで、水けをしぼって幅3cmに切る。
3 くるみ味噌を作る。くるみは20gを刻み、残りをフードプロセッサーかすり鉢で、油が出てくるまでする。味噌とみりんを加えて混ぜる。
4 **2**と**3**をあえる。

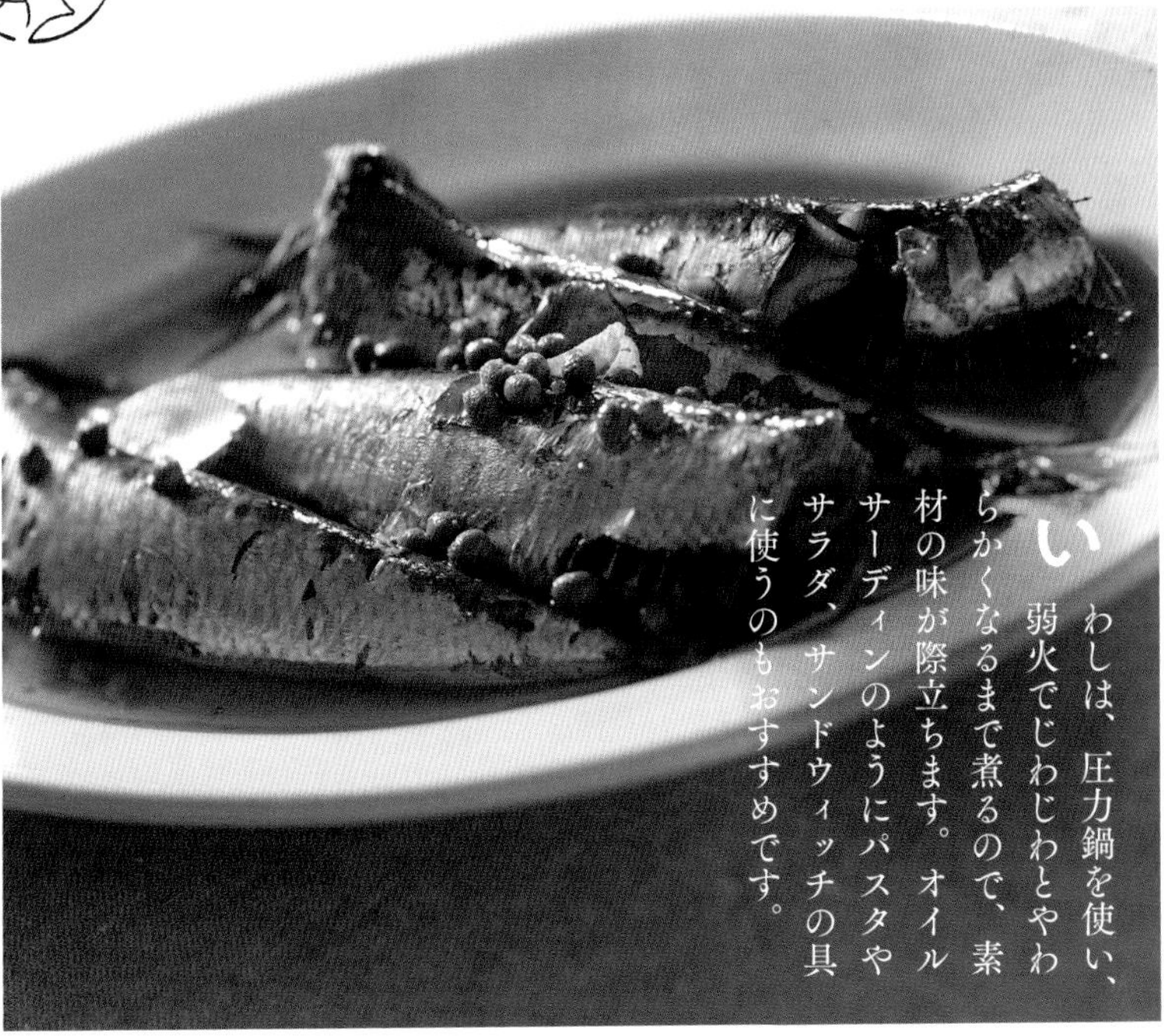

いわしは、圧力鍋を使い、弱火でじわじわとやわらかくなるまで煮るので、素材の味が際立ちます。オイルサーディンのようにパスタやサラダ、サンドウィッチの具に使うのもおすすめです。

いわしと実山椒のオイルコンフィ

材料（2人分）

いわし……………………4尾
しょうが…………………⅓片
オリーブオイル………200mℓ
実山椒の水煮………大さじ1
塩……………………少々（1g）

作り方

1. いわしは頭と内臓を除く。しょうがは薄切りにする。
2. 耐熱容器（圧力鍋に入るサイズ）に材料をすべて入れ、アルミホイルでふたをする。
3. 圧力鍋に蒸し物用の台を用意し、水（分量外）を入れ、**2**をセットする。
4. ふたをしめて加熱し、圧力がかかってきたら10分ほど弱火で加熱する。そのまま冷ます。

ふんわりふくらんだ韓国の卵料理は、消化によく、たんぱく質をしっかり摂れます。食べると体が内側から温まり、冬にも食べてほしい料理です。冷めるとしぼんでしまうのでできたてを。

ケランチム
（韓国風茶碗蒸し）

材料（2人分）

卵……………………………………………… 3個
だし汁（いりこだしがおすすめ）……………… 200ml
みりん……………………………………… 小さじ1
塩麹………………………………………… 小さじ1
万能ねぎの小口切り…………………………… 適量
ごま油……………………………………… 小さじ½
糸唐辛子……………………………………… 適量

作り方

1. 卵を割り、溶きほぐしておく。
2. 土鍋にだし汁、みりん、塩麹を入れて強火にかける。
3. 沸騰してきたら1を、流し入れる。
4. しばらく箸で混ぜながら熱し、卵全体に火が通ってきたら弱火にし、ねぎを散らし、ふたをして2〜3分煮る。
5. 仕上げにごま油をかけ、糸唐辛子を散らす。

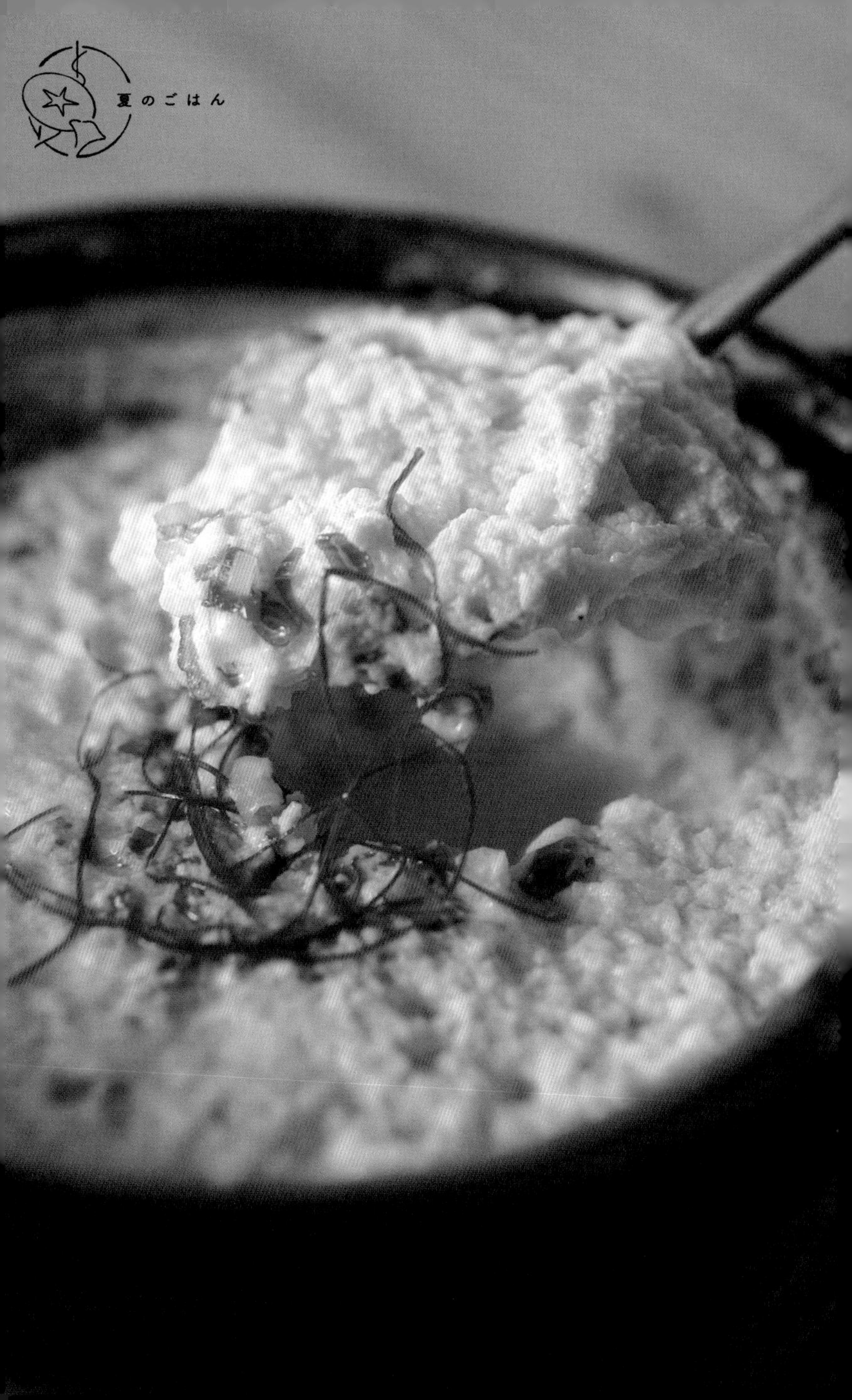

夏のごちそう、枝豆ととうもろこしには、両方とも糖質代謝に必要なビタミンB_1がが含まれています。摂った糖質を効率よくエネルギーに代謝することができ、糖質が気になる人向きのバランスメニューです。

枝豆ととうもろこしの玄米まぜごはん

材料（2人分）

- 枝豆……20さや
- とうもろこし……½本
- 玄米ごはん……240g
- 塩昆布（無添加）……4g
- ちりめんじゃこ……4g

作り方

1. 枝豆は塩ゆでし、さやから出す。とうもろこしは3分ほど塩ゆでし、粗熱がとれたら、実をとる。
2. 温かい玄米ごはんに1、塩昆布、ちりめんじゃこを混ぜる。好みでおむすびに握る。

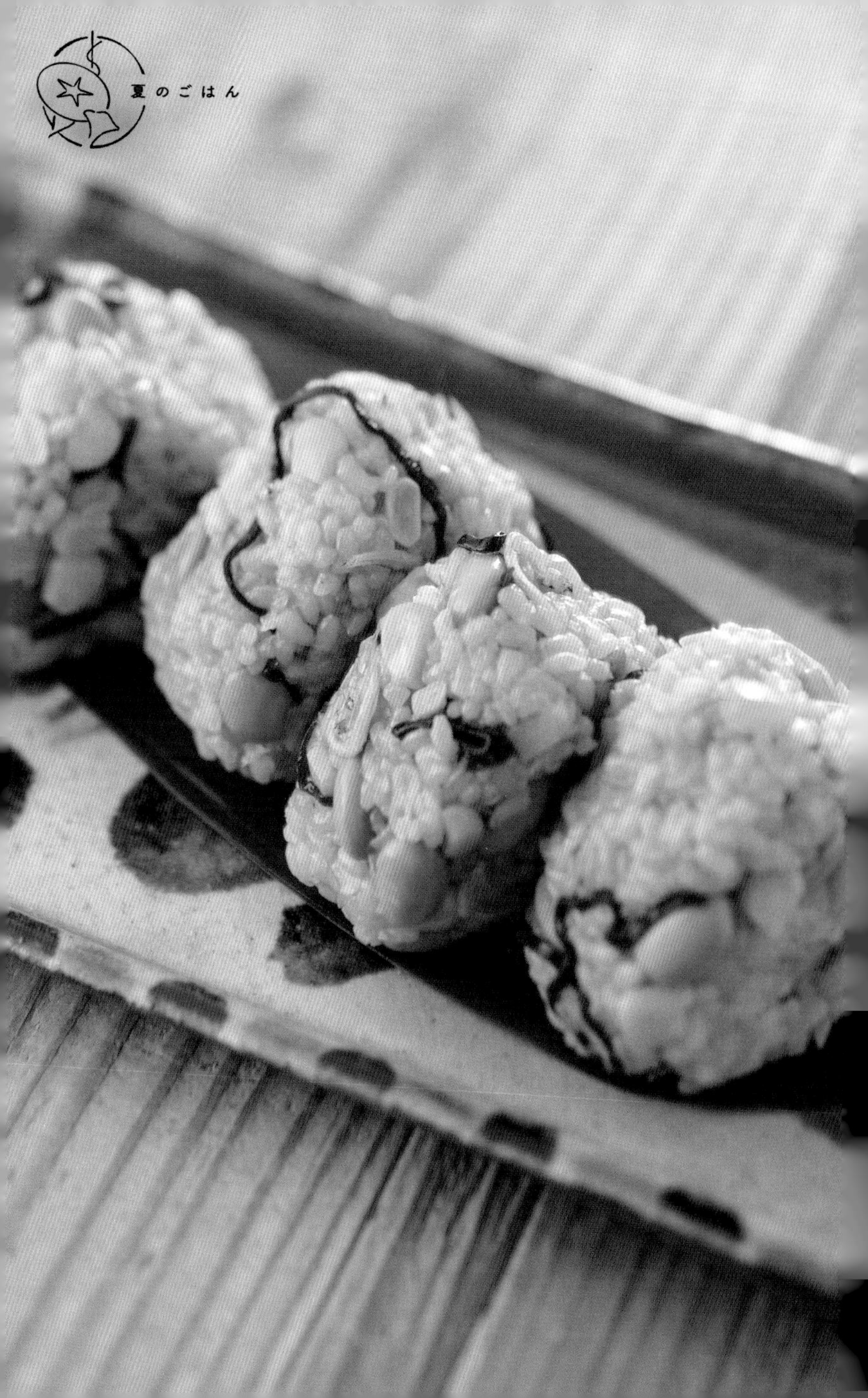

ジャムを作る

手作りのジャムは、旬を迎え、たくさん手に入れた果物を保存するのにぴったり。その味を閉じ込めて、のちのちまで季節を楽しむよろこびがあります。モラセスシュガーは「糖蜜」のこと。ジャムにコクが出るのでおすすめ。

ブルーベリージャム（1）

材料（作りやすい分量）

ブルーベリー……100g
モラセスシュガー
（またはきび砂糖）……40g

作り方

1. ブルーベリーに砂糖をまぶし、2～3時間おく。
2. 小鍋に入れて強火にかける。焦げないようにへらで混ぜながら3～4分煮る。好みより少しゆるい状態で火を止める。

日向夏のマーマレード（2）

材料（作りやすい分量）

日向夏……1個（150g）
→ゆず、レモン、いよかん、金柑、甘夏などでも。ただしノーワックスのもの
モラセスシュガー
（またはきび砂糖）……75g
水……75mℓ

作り方

1. 小鍋に湯を沸かし、日向夏を丸ごとゆでこぼす。ざるに上げ、人肌程度に冷まし、皮をむく。
2. 皮はせん切りにし、さらに4～5回ゆでこぼす。味見をして程よい苦味になればOK。
3. 実は薄皮をむき、種を除く。
4. ホーローやステンレス、テフロン加工の鍋に分量の水、**2**、**3**を入れ、強火で5分ほど煮る。
5. 砂糖を加え、焦げないようにへらで混ぜながらさらに5分ほど煮る。好みより少しゆるい状態で火を止める。

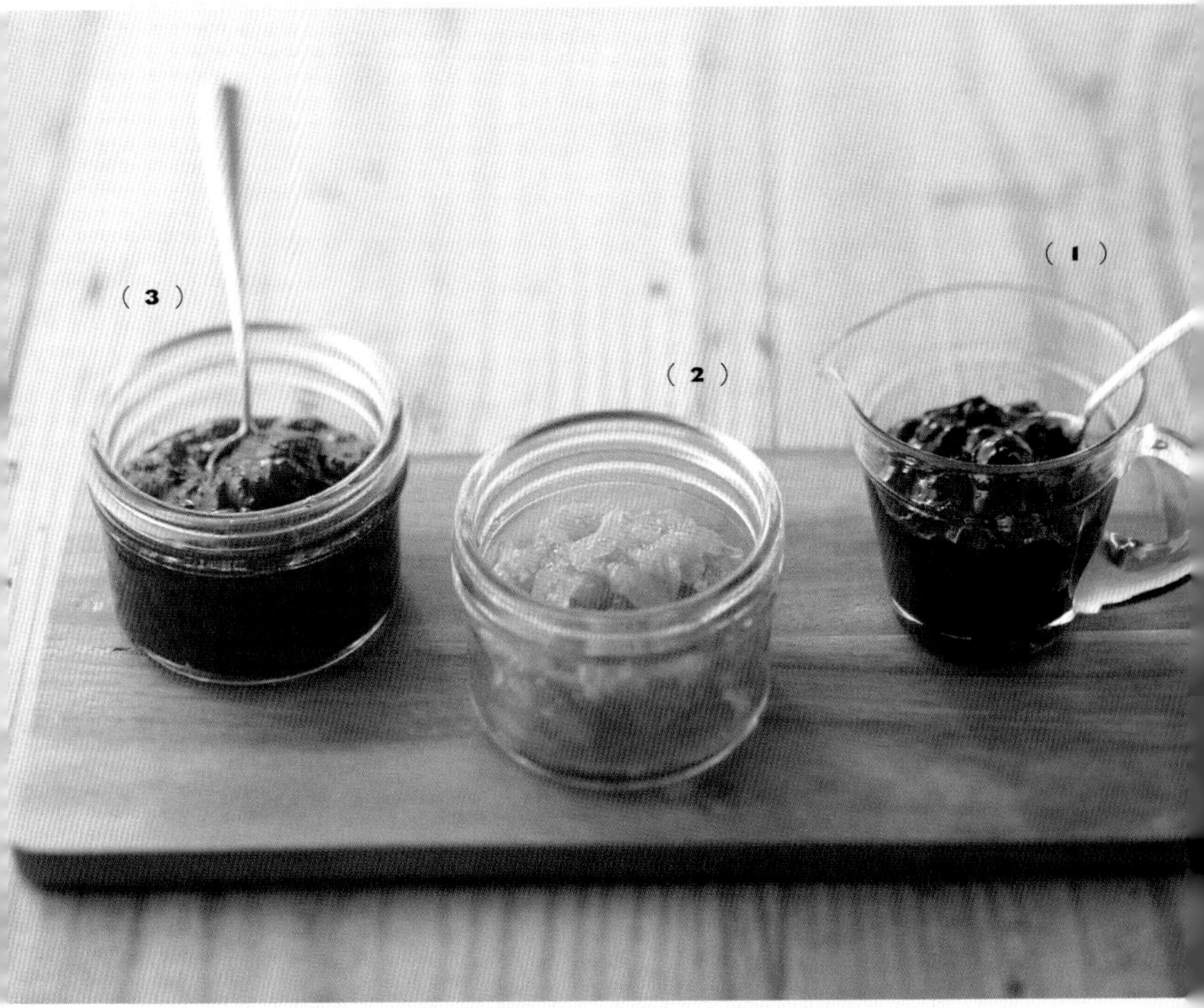

いちごジャム (3)

材料（作りやすい分量）

いちご……………… 150g
　→ラ・フランス、りんご、
　　あんず、プラムなどでも
モラセスシュガー
　（またはきび砂糖）…・60g

作り方

1 いちごは洗って水けをふき、へたを除く。
2 いちごに砂糖をまぶし、2〜3時間おく。
3 小鍋に入れて強火にかける。焦げないようにへらで混ぜながら3〜4分煮る。好みより少しゆるい状態で火を止める。

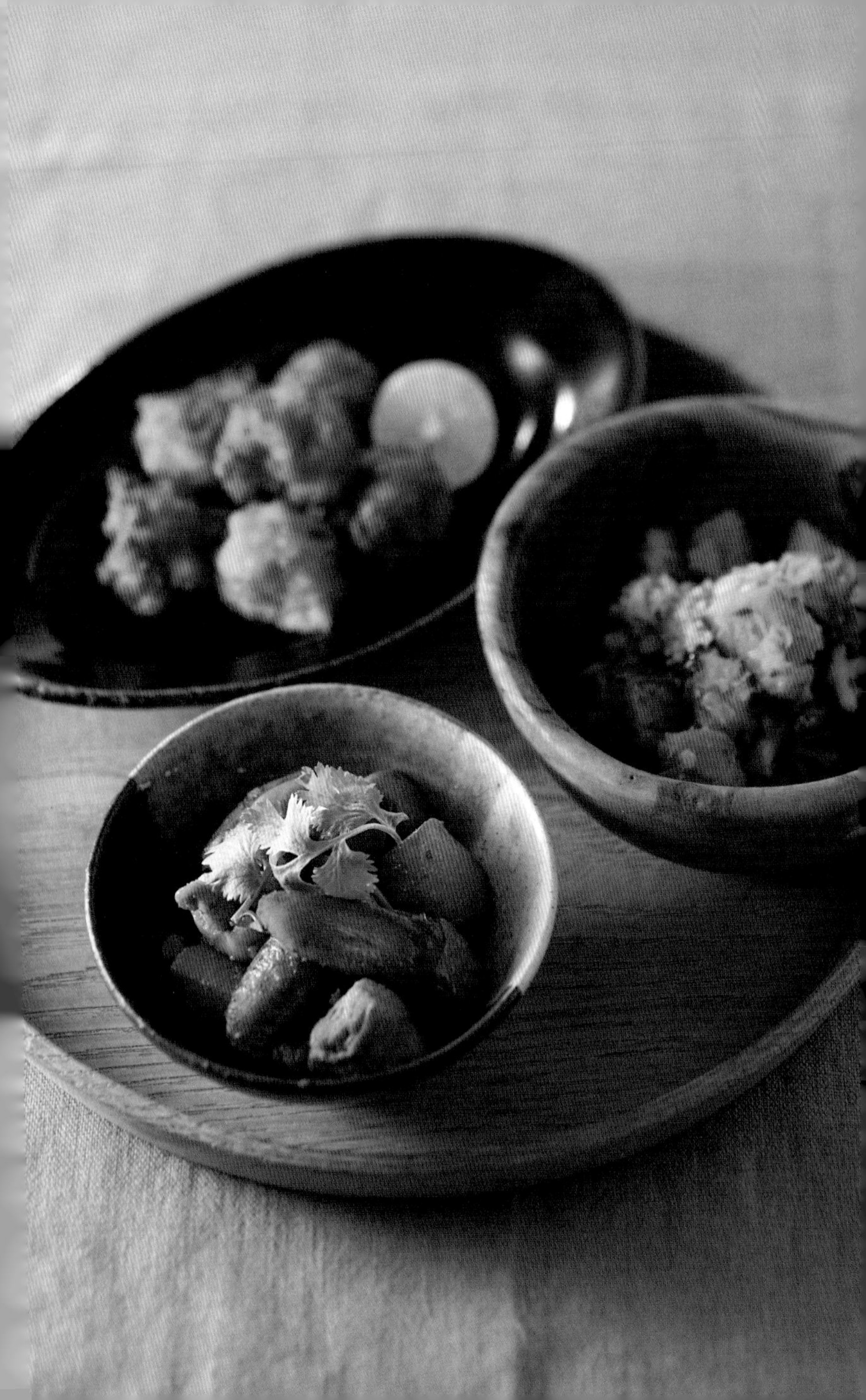

秋のごはん

滋養たっぷりの実りで、栄養補給

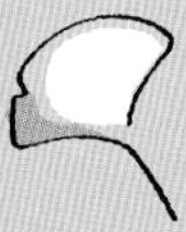

疲れやすい夏を乗り越え、体は冬ごもりの準備に入ります。ほくほくしたおいもや、おいしい新米など、エネルギー源となる食材が旬を迎える季節です。自然界にごちそうが溢れる季節。食べ過ぎは禁物ですが、せっかくの〝みのりの秋〟を楽しみましょう。

秋の特徴

太りやすい

秋は〝収穫の季節〟ですから、栄養があるものが豊富です。穀物なら新米が出回り、海では鮭やサンマなど、栄養豊富な魚が、山では柿、梨、栗、かぼちゃなど、滋養をつける食材が実ります。私たちは、今でこそ冬ごもりをしませんが、食べ物がとれなくなる冬に備えて、体が「滋養のあるものをたくさん食べて脂肪を蓄えておこう」というサインを出しているので、太りやすくなるのは当然です。

「太るからおいしいものを食べてはいけない！」とは言いません。むしろ、自然な甘味を活かし、白砂糖や油を使いすぎず、ありのままを味わってください。きっと、適量で満足できます。

そして、秋といえばきのこ。きのこは食物繊維を豊富に含み、ローカロリーです。腸内環境をととのえ、糖質や脂質をコントロールしてくれます。また、免疫を高めてくれるグルカン系のファイトケミカルとビタミンも多いので、風邪の流行シーズンを前に食べておきたい食材です。

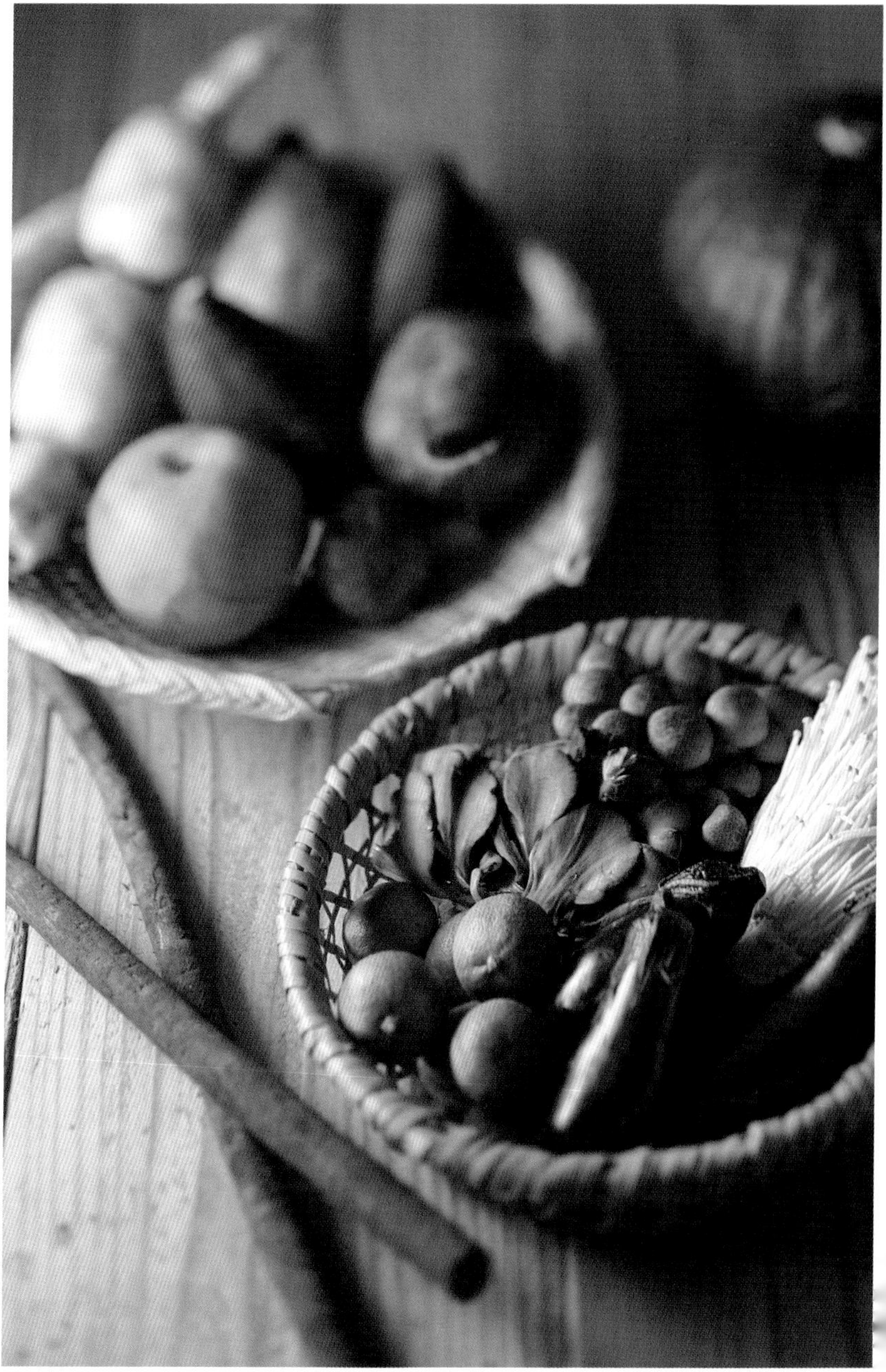

主食にしたい
玄米の驚くべきパワー

白米は水に浸しておくと腐ってしまいますが、玄米は芽が出ます。つまり、玄米は生きている米なのです。

玄米の胚の部分には、米の栄養素の9割が含まれ、白米と玄米の栄養量の差は5〜6倍ともいわれています。玄米には糖質の吸収をゆるやかにする食物繊維が豊富に残っていますし、糖質を代謝するビタミンB群も5〜6倍です。各種ミネラルや、「フィチン酸」という、有害ミネラルを排出する効果のある物質も含まれています（なので、鉄分も出てしまうので、貧血の方には玄米をおすすめしていません）。

また、近年、玄米の成分に高脂肪食への欲求を抑える働きがあることが琉球大学医学部・益崎裕章教授の研究によって解明されています。さらには、アルコール依存症のねずみに玄米のガンマオリザノールを与えたところ改善が見られたり、認知症にも効果があるのではないかという研究も進んでいます。

そんな、食べるほどに魅力的な玄米の食べ方。ポイントは、よく噛むこと。玄米は炊いても皮に包まれているので、よく噛む必要があります。人間の唾液には、炭水化物を分解する酵素・アミラーゼが含まれていて、よく噛むことで糖質の吸収がますますゆるやかになるでしょう。時間をかけて噛むことで少ない量でも満足できます。ひと口あたり50回以上噛むのがおすすめです。

日本人は長い間、白米ではなく玄米を主食としてきました。これほど魅力的な食材と知らずに食べてきたことにも驚きますが、私たちの体に合っていて当然で、世界中からも注目を集めている、誇るべき主食なのです。実身美は２０１７年より、前出の益崎教授と玄米についての共同研究を行っており、ますますその魅力を広めていきたいと考えています。

貧血防止や美容、たんぱく質は女性に重要

たんぱく質は、健康な体作りに欠かせない栄養素。でも、食生活の変化やダイエットのため、不足しがちなのが現状です。筋肉はもちろん、肌、爪、髪もたんぱく質でできていますから、美容面にも重要な栄養素です。

たんぱく質は、自分の体重を目安に摂るといいとされています。たとえば、50kgの人なら50ｇ、と考えると覚えやすいですね。卵１・５個で10ｇ摂ることができますから、卵だけで摂ろうとすれば７個くらいになります。実際問題、それはなかなか難しいですが、いつもより少しだけ、卵を多めに摂るよう、気を配ってみてください。

肉は実はそれほど多くなく、豚肉は60ｇ食べてもたんぱく質は10ｇほどしか摂ることができません。豆腐にいたっては、大きな一丁、３００ｇを食べてようやく10ｇです。

おすすめは高野豆腐。サーロインステーキよりもたんぱく質が多く、１００ｇで60ｇほども摂ることができます。外食でも、高野豆腐があればぜひオーダーを。卵とじなど、最高ですね。

なお、貧血には鉄分を摂ればいいと思っている方が多いのですが、実はたんぱく質が不足しても貧血の原因になります。「潜在鉄」「貯蔵鉄」とも呼ばれる「フェリチン」という成分が、たんぱく質に貯められるからです。日本人の女性には貧血の人が多いので、鉄分だけでなく、たんぱく質も不足しないように注意しましょう。

ビタミンC、鉄分と一緒に摂ることで吸収が促されるので、料理をするときにはひと工夫してみてください。

免疫を強め、肌荒れを防ぐ
ビタミンAを摂りましょう

ビタミンAは、油に溶ける〝脂溶性ビタミン〟です。魚介類や肉にレチノールとして含まれ、緑黄色野菜に含まれるβカロチンなどの前駆体も、体内でビタミンAに変換されます。

ビタミンAは脂溶性のため、油と一緒に食べると吸収率がアップします。なので、調理法も、炒めものなど油を使うのがおすすめです。緑黄色野菜のかぼちゃや人参、ほうれん草などを良質な油炒めにするのがいいでしょう。また、魚では、ヒラメやあんこうなどの肝に多く含まれています。

働きとしては、粘膜の保護。皮膚や目も守ってくれるビタミンです。たとえば、気管支や鼻の粘膜を強め、免疫細胞の働きを活発にするため、菌やウイルスが体内に侵入することを防いでくれるでしょう。

美容面でも、不足すると肌のターンオーバーが遅れてしまいます。つまり、新しい肌細胞ができるのが遅くなるので、老化や乾燥、吹き出物などの肌荒れにつながります。

そのため、ビタミンAは今、美容業界でもかなり注目が集まっている成分なのです。

成長期にビタミンAが不足するとニキビ肌の原因になるともいわれており、注意が必要です。

ビタミンAだけでなく、CとEは、まとめて抗酸化作用、つまりはアンチエイジング効果が期待できるビタミン。ビタミンACE（エース）と覚えておきましょう。

いい睡眠、楽しい食事で栄養の吸収率を上げる

睡眠は、とても大切だと考えています。いくらしっかり栄養を摂っても、睡眠がとれていなければ栄養はきちんと吸収されません。

仕事がとても忙しく、睡眠時間が削られている時期に「そういえば最近爪を切っていないな」と思うことがありませんか？ これは、寝不足と栄養不足によってたんぱく質が吸収されず、爪が伸びていないからです。また、伸びてきた爪がもろかったりして、しばらくすると「ああ、この辺で体調が悪かったな」とわかる線が入っていることもあります。

これは、ほかの栄養素でも同じことです。質のいい睡眠は、栄養の吸収を高めてくれます。また、質の悪い睡眠、ストレスや悩みごとも栄養吸収に影響するといわれています。いくら栄養バランスのいい食事を食べていても、悩みを抱えていたり、リラック

スせずに食事を摂ったらきちんと消化吸収ができないのと同様に、十分な睡眠時間を確保できなかったり、睡眠の質がよくなければ、栄養素をきちんと吸収することができません。

上質な睡眠のためには、特に敏感な人は、眠る4〜5時間前からカフェインを控え、食事も早く済ませるようにしましょう。最近では、眠る前にぎりぎりまでスマホを眺めているという人が多いようですが、スマホの画面のブルーライトは、睡眠へと導入してくれるホルモンの「メラトニン」を減少させるので、眠りの質が悪くなってしまいます。眠りの質を上げたければ、眠る直前にスマホを見るのはご法度と覚えておきましょう。

また、もちろんストレスも上質な睡眠の大敵。ストレスが体に悪いという影響は、このような面からもよくわかります。

鮭の赤い色は「アスタキサンチン」という色素。抗酸化作用が強く、アンチエイジングにぴったり。含まれる油からは、良質な油のオメガ3脂肪酸も摂れます。旬のきのこと合わせて、秋らしい組み合わせ。

秋鮭と豆腐の ふわふわ蒸しみぞれあんかけ

材料（2人分）

絹ごし豆腐……………… ¼丁
　片栗粉…………… 小さじ1
生鮭の切り身………… 2切れ
　塩……………………… 適量
卵白………………………… 1個分
塩………………… 少々（1g）

〈きのこあん〉

A
- だし汁…………… 200mℓ
- なめこ………………… 40g
- 小かぶ……… 1玉（70g）
- 薄口醤油……… 小さじ2
- みりん………… 小さじ1

片栗粉……………… 小さじ2
　→同量の水で溶く

三つ葉…………………… 2本
わさび…………………… 適量

作り方

1 豆腐はキッチンペーパーで2重に包み、1時間ほどおいて水切りし、50gにする。ボウルに入れ、手で崩して片栗粉を混ぜる。

2 鮭は塩を軽く振り、30分ほどおく。**A**の小かぶはすりおろす。

3 別のボウルに、卵白と塩を入れて泡立てる。角が立つくらいのメレンゲになったら、**1**と混ぜる。

4 深さのある器に**2**を入れて**3**をのせ、湯気のたっているせいろで10〜12分蒸す。

5 蒸している間にきのこあんを作る。鍋に**A**を入れて中火にかけ、なめこに火が通ったら水溶き片栗粉を加えてとろみをつける。

6 蒸し上がった**4**に**5**をかけ、ざく切りにした三つ葉とわさびを添える。

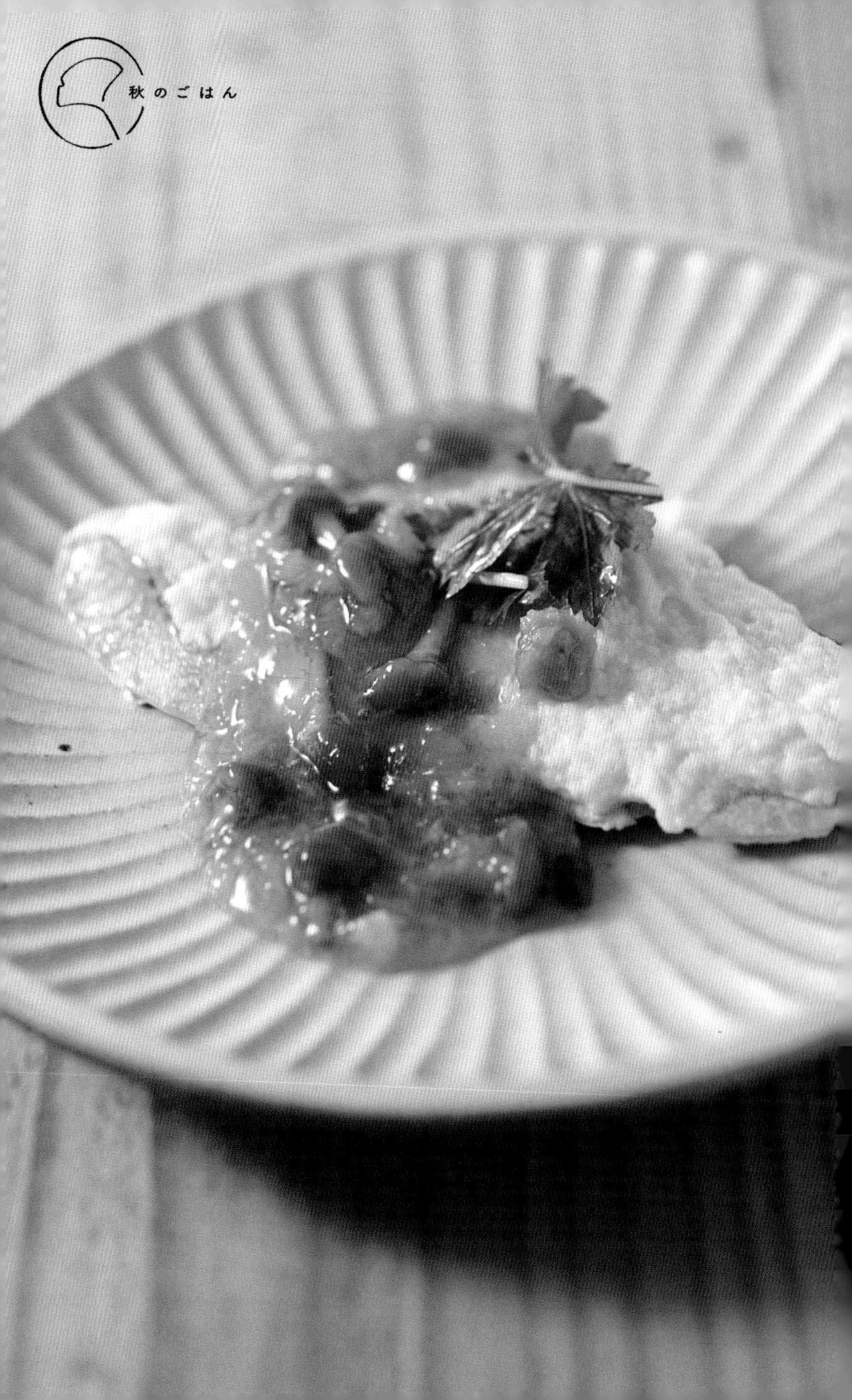

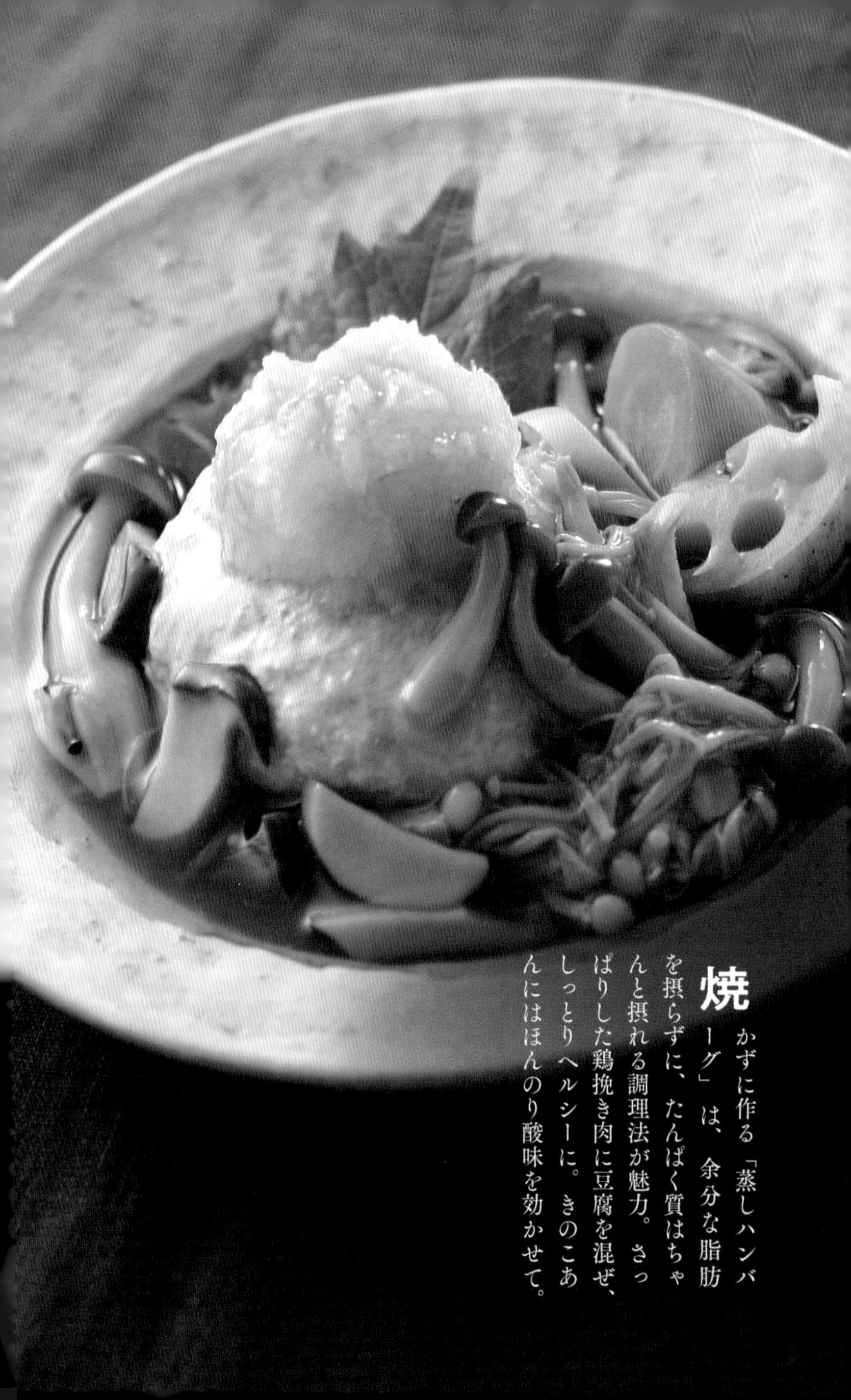

焼かずに作る「蒸しハンバーグ」は、余分な脂肪を摂らずに、たんぱく質はちゃんと摂れる調理法が魅力。さっぱりした鶏挽き肉に豆腐を混ぜ、しっとりヘルシーに。きのこあんにはほんのり酸味を効かせて。

鶏と豆腐の蒸しハンバーグ きのこあんかけ

材料（2人分）

〈ハンバーグ〉

木綿豆腐……………………50g
片栗粉………………………少々
鶏挽き肉……………………200g
にんにくのすりおろし、
　しょうがのすりおろし
　……………………各½片分
塩…………………少々（1g）
こしょう……………………少々

〈きのこあん〉

しめじ………………½パック
えのき………………½パック
エリンギ……………1パック
水…………………………400mℓ
ポン酢（無添加）…………150mℓ
みりん………………大さじ2
きび砂糖……………小さじ1
片栗粉………………小さじ4
　→同量の水で溶く

〈つけ合わせ〉

にんじんの乱切り………2切れ
れんこんの乱切り………2切れ
大根おろし（あれば鬼おろし）
　…………………………60g
大葉…………………………2枚

作り方

1 豆腐をボウルに入れ、手で崩して片栗粉を混ぜる。

2 別のボウルに鶏挽き肉を入れて粘りが出るまで練る。にんにく、しょうが、塩、こしょうを加えてさらに混ぜる。

3 **1**と**2**を混ぜ、2等分し、小判形にまとめる。

4 せいろに、竹串で穴をあけたオーブンシートを敷き、湯気がたったら**3**とにんじん、れんこんを入れて10分ほど蒸す。

5 きのこあんを作る。しめじとえのきは石づきを落としてほぐす。エリンギは厚さ1.5cmの斜め薄切りにする。

6 小鍋に分量の水、ポン酢、みりん、砂糖を入れて中火にかけ、沸騰したらきのこ類を入れて煮る。きのこに火が通ったら水溶き片栗粉でとろみをつける。

7 皿に**4**のハンバーグを盛り、**6**をかける。**4**のにんじんとれんこん、大根おろし、大葉を添える。

秋に旬を迎える青魚と根菜を組み合わせて。砂糖は使わずに、玄米甘酒を使い、さらに2種類の味噌を使うことで奥行きのある味付けです。発酵調味料のパワーで料理の味をまろやかに仕上げてます。

さばと野菜の甘酒味噌煮

材料（2人分）

さばの切り身		2切れ
大根		80g
にんじん		30g
ごぼう		20g
だし汁		400mℓ
しょうが		2/3片
A	八丁味噌	30g
	麹味噌	30g
	玄米甘酒	80g
	水	大さじ1～2
ほうれん草		1株

→軸がついたままさっとゆでてしぼり、幅5cmに切る

作り方

1 さばはざるに並べ、熱湯をかけて湯引きする。

2 大根は2等分の半月切りに、にんじんとごぼうは2等分の乱切りにする。

3 鍋にだし汁、大根、にんじん、ごぼうを入れて弱火にかけ、やわらかくなるまで煮る（水分が足りなくなれば水を足す）。

4 さばを入れ、さらに混ぜた**A**を加えて、弱火のまま10分ほど煮る。

5 器に盛り、ほうれん草を添える。

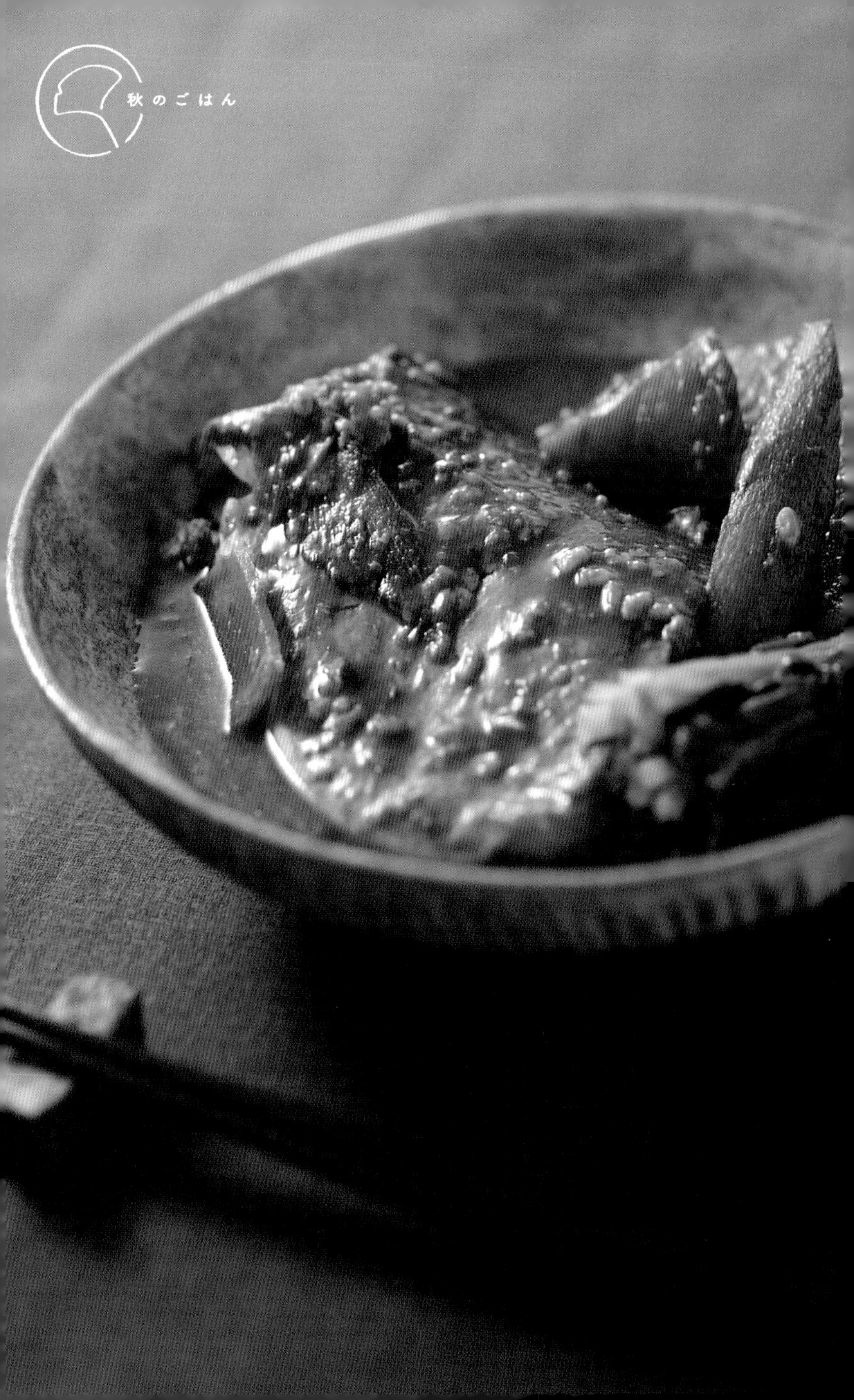

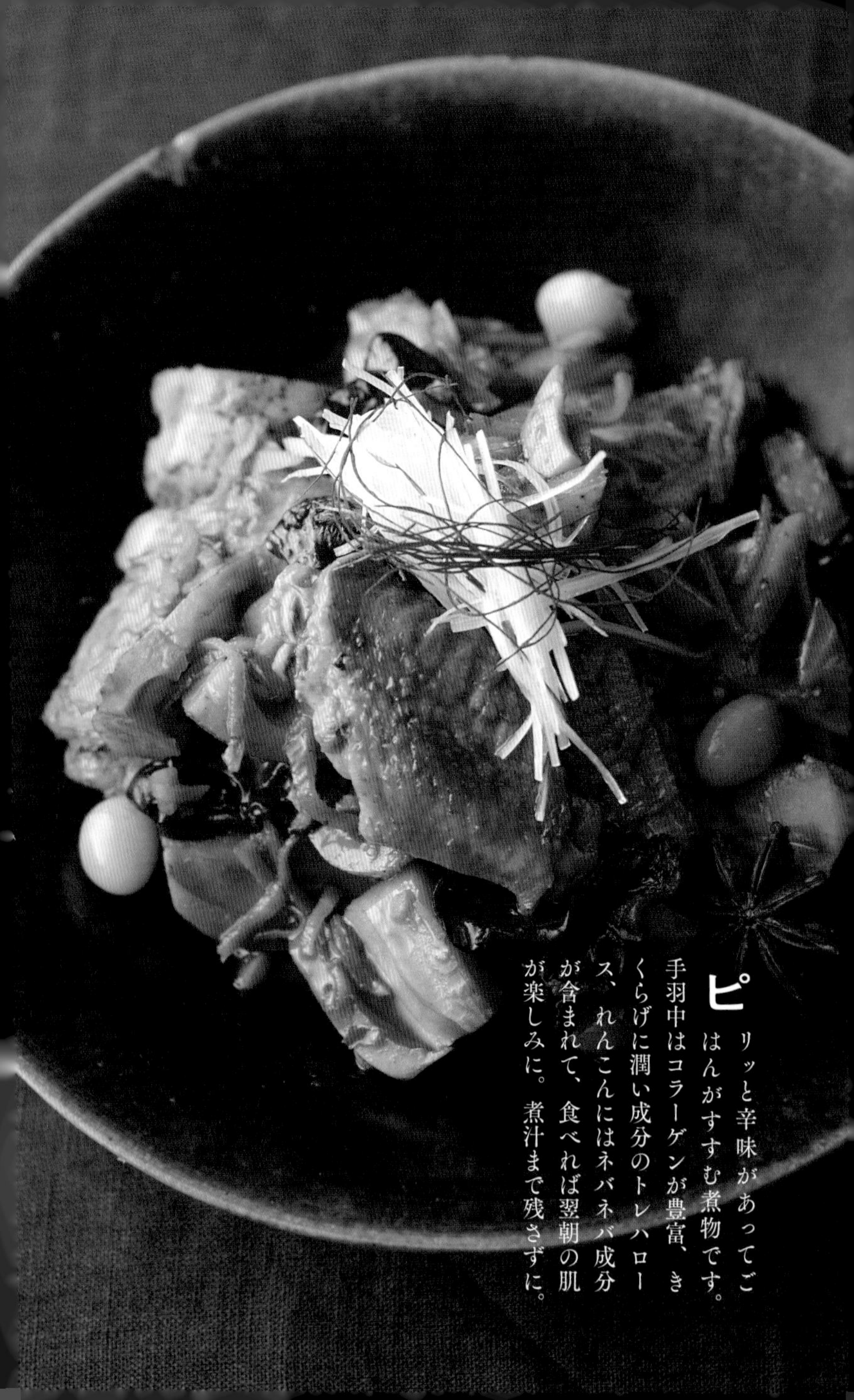

ピリッと辛味があってごはんがすすむ煮物です。手羽中はコラーゲンが豊富、きくらげに潤い成分のトレハロース、れんこんにはネバネバ成分が含まれて、食べれば翌朝の肌が楽しみに。煮汁まで残さずに。

れんこんと手羽中の中華風照り煮

材料（2人分）

れんこん……………1節（200g）
乾燥きくらげ…………………3g
→表示通りに水で戻す
しょうが……………………1片
にんにく……………………1片
ごま油………………大さじ½
手羽中……………………6本
ぎんなん…………………10粒

A
水…………………300mℓ
酒………………大さじ2
オイスターソース（無添加）
………………大さじ1
濃口醤油………小さじ½
豆板醤…………小さじ¼
八角…………………1片

〈薬味〉
白髪ねぎ………………5㎝分
糸唐辛子………………適量

作り方

1 れんこんはひと口大の乱切りにする。きくらげは大きければ食べやすく切る。しょうがはせん切り、にんにくは包丁の腹でつぶす。

2 フライパンにごま油を熱し、にんにくとしょうがを炒め、香りがたったら手羽中を加えてこんがり焼く。れんこんも加えて炒め合わせる。

3 きくらげ、ぎんなん、**A**を加え、ふたをして5分ほど煮る。

4 器に盛り、白髪ねぎと糸唐辛子を添える。

かつおだしと根菜のだしがダブルで効いた、優しい味。味覚をリセットしてくれそうです。鶏肉は片栗粉をまぶしてから煮るので、治部煮のようにとろりと仕上がります。ゆずの香りでも、ほっこり和んで。

鶏肉とごろっと野菜の土佐煮

材料（2人分）

鶏モモ肉……………………120g
大根…………………………120g
にんじん……………………80g
れんこん……………………60g
絹ごし豆腐…………………¼丁
A
　だし汁………………500mℓ
　塩…………………小さじ½
　薄口醤油…………大さじ1
　きび砂糖…………小さじ1
片栗粉………………………適量
かつおぶし粉（削りぶしを崩す）
……………………………大さじ1
水菜、ゆずの皮……………適量

作り方

1 鶏モモ肉は4等分に切る。大根、にんじん、れんこんは乱切りにする。豆腐は半分に切る。

2 鍋に、大根、にんじん、れんこん、**A**を入れ、野菜に火が通るまで弱火で煮る。

3 鶏肉に片栗粉をまぶし、**2**に加えて煮る。

4 豆腐を加え、温まったらかつおぶし粉を加えてなじませる。

5 器に盛り、ざく切りにした水菜とせん切りにしたゆずの皮を添える。

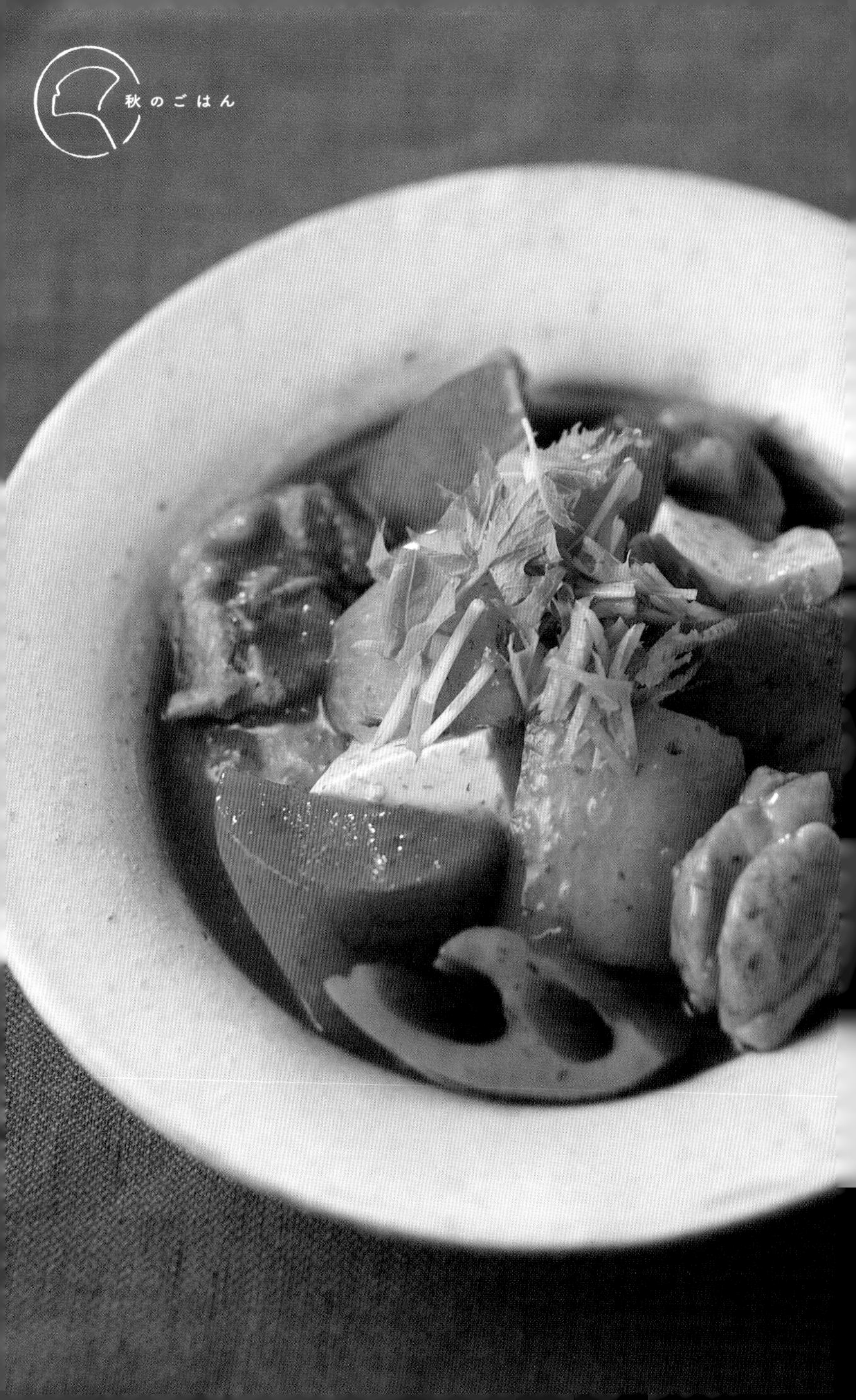

ごぼうとまいたけの組み合わせは、玄米に合うおいしさです。食物繊維も豊富で、きのこにはβグルカンがたっぷり摂れ、ともに免疫力を高めてくれる食材なので風邪などの予防になります。

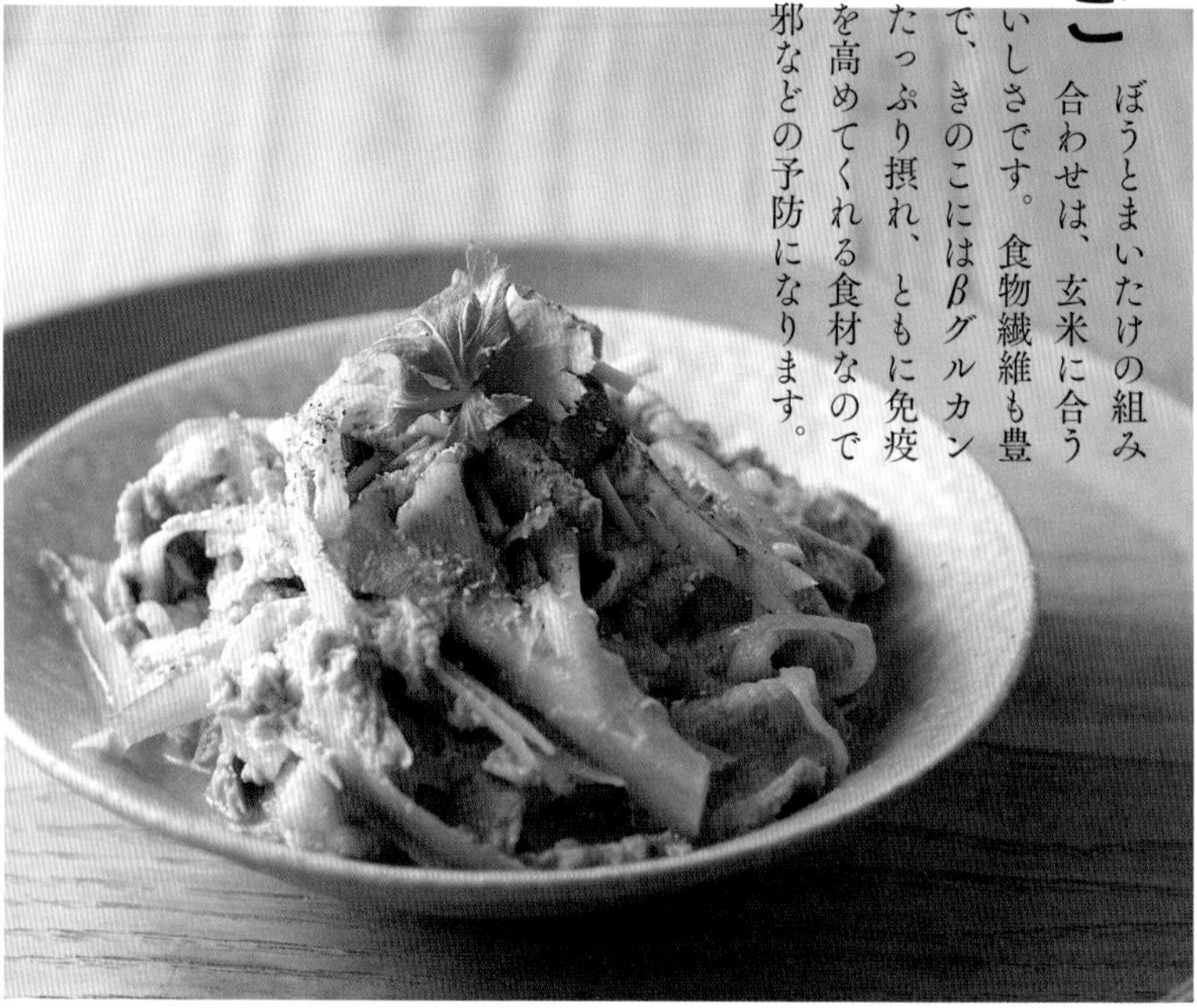

豚肉とごぼうの柳川風

材料（2人分）

豚モモ薄切り肉		150g
ごぼう		$\frac{1}{3}$本
まいたけ		$\frac{1}{2}$パック
玉ねぎ		$\frac{1}{2}$個
A	だし汁	250mℓ
	みりん	大さじ2
	酒	大さじ2
	薄口醤油	大さじ1
	きび砂糖	小さじ1
卵		3個
三つ葉		2本
粉山椒		適量

作り方

1. 豚肉は幅4㎝に切る。ごぼうはささがき、まいたけは石づきをとってほぐす。玉ねぎは繊維に沿って薄切りにする。
2. 鍋に、ごぼう、まいたけ、**A**を入れて中火にかける。
3. ごぼうに火が通ってきたら、豚肉、玉ねぎを加えて煮る。あくが出てきたら除く。
4. 卵を溶き、**3**に回し入れ、好みの加減に煮る。器に盛り、ざく切りにした三つ葉を添え、山椒をふる。

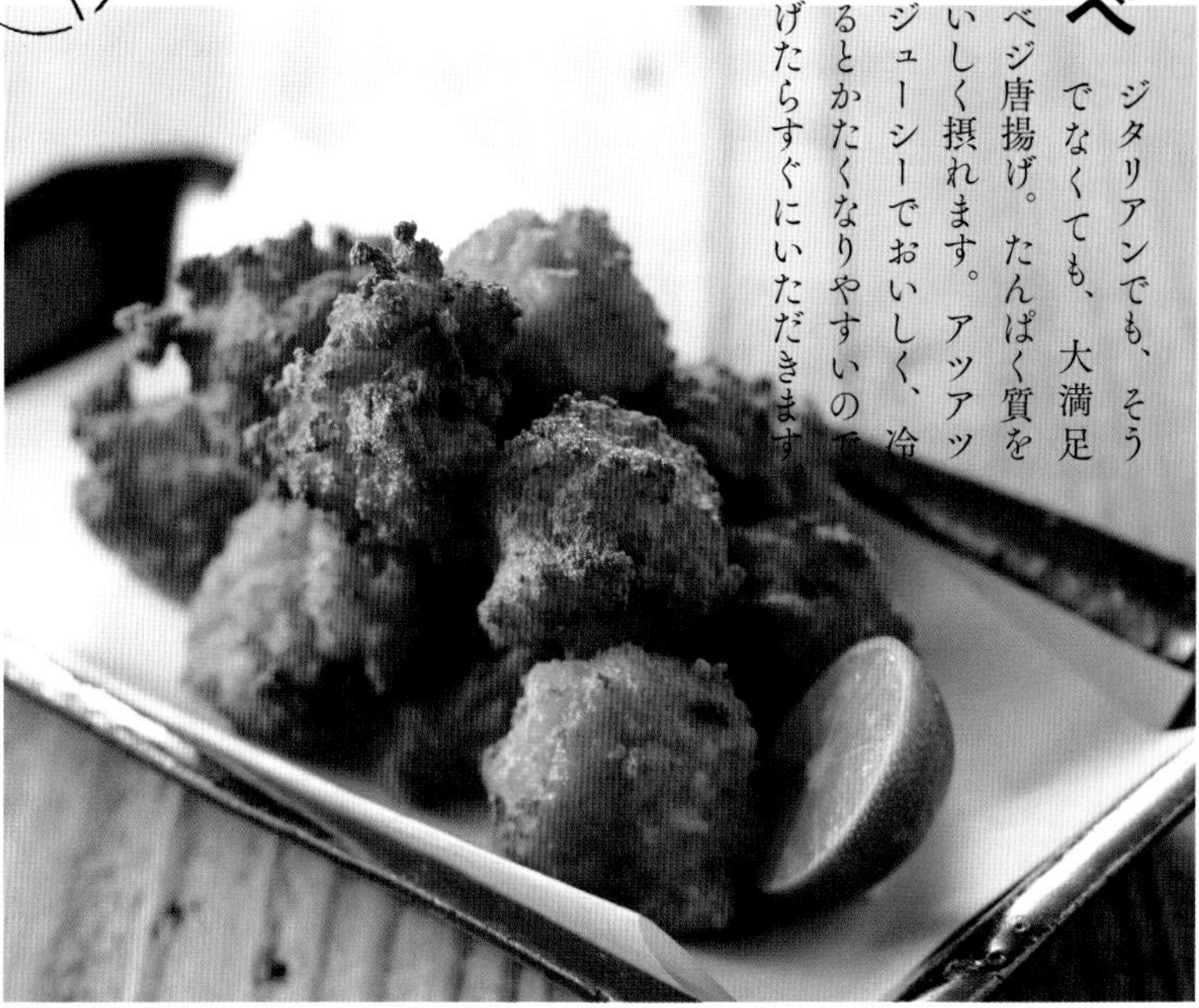

ベジタリアンでも、そうでなくても、大満足のベジ唐揚げ。たんぱく質をおいしく摂れます。アツアツがジューシーでおいしく、冷めるとかたくなりやすいので揚げたらすぐにいただきます。

高野豆腐のから揚げ

材料（2人分）

高野豆腐 …………………… 3枚
濃口醤油 …………… 大さじ½
みりん ……………… 大さじ1
にんにくのすりおろし
…………………………… ⅓片分
しょうがのすりおろし
…………………………… ⅓片分
片栗粉 …………………… 40g
揚げ油（米油）…………… 適量
すだち …………………… ½個

作り方

1. 高野豆腐は、煮崩れる寸前くらいまで、弱火で10分ほどゆでる。
2. ざるに上げ、冷ましながら水けをきる。
3. 手で触れるくらいの温度になったら、ボウルに入れ、醤油、みりん、にんにく、しょうがを加えてもむ。
4. 片栗粉を混ぜ、10等分にして丸める。180℃に熱した油できつね色になるまで揚げる。すだちを添える。

ほくほく甘いかぼちゃと、たっぷりのチーズを閉じ込めたオムレツ。特に女性に人気のメニューで、1日に必要な量のたんぱく質を摂ることができます。チーズを香ばしく焼くのがおいしさのポイントです。

かぼちゃときのこのチーズオムレツ

材料（2人分）

しめじ……………………⅓パック
まいたけ…………………⅓パック
マッシュルーム………⅕パック
かぼちゃ……………………60g

A
- モッツァレラチーズ……………………40g
- 卵……………………3個
- パルメザンチーズ……………………大さじ4
- 牛乳……………………大さじ3
- バジルの葉…………3枚

オリーブオイル………大さじ1
にんにくのみじん切り…⅓片分
塩……………………少々（1g）
ブラックペッパー………少々
ピンクペッパー………5～6粒

作り方

1 きのこ類はすべて幅2㎝に切る。かぼちゃは皮つきのまま2㎝角に切り、10分蒸して火を通す。**A**のモッツァレラチーズは1㎝角に切り、バジルは粗く刻む。

2 フライパンにオリーブオイル、にんにくを入れて弱火にかけ、香りがたったらきのこ類とかぼちゃを炒める。塩とブラックペッパーをふり、なじんだら取り出しておく。

3 **A**をボウルに入れ、泡立たないように静かによく混ぜる。**2**のきのこ類とかぼちゃを加えてよく混ぜる。

4 スキレットの底にオーブンシートを敷き、**3**を流し入れ、くだいたピンクペッパーを散らす。180℃に予熱したオーブンで20～25分焼く。

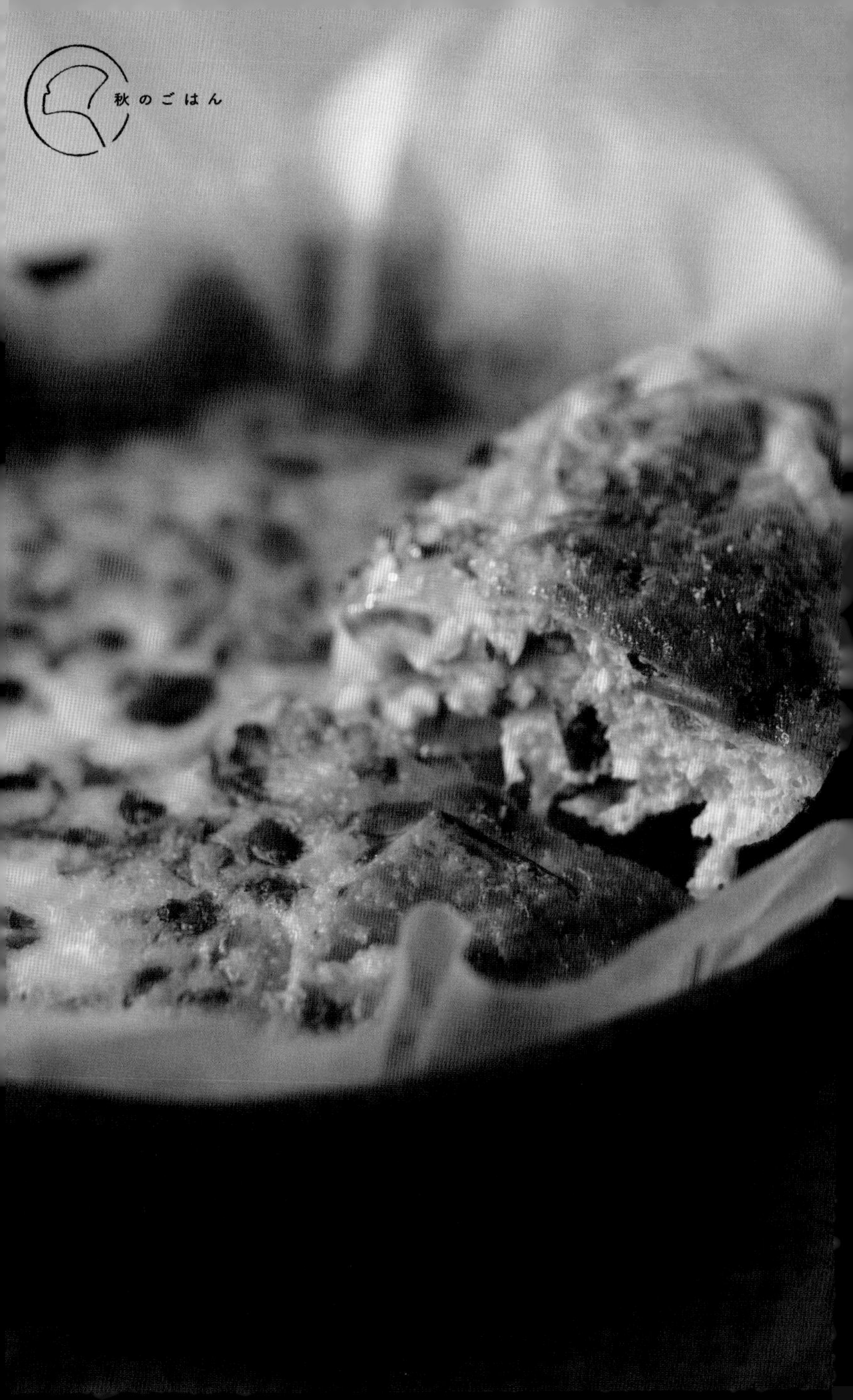

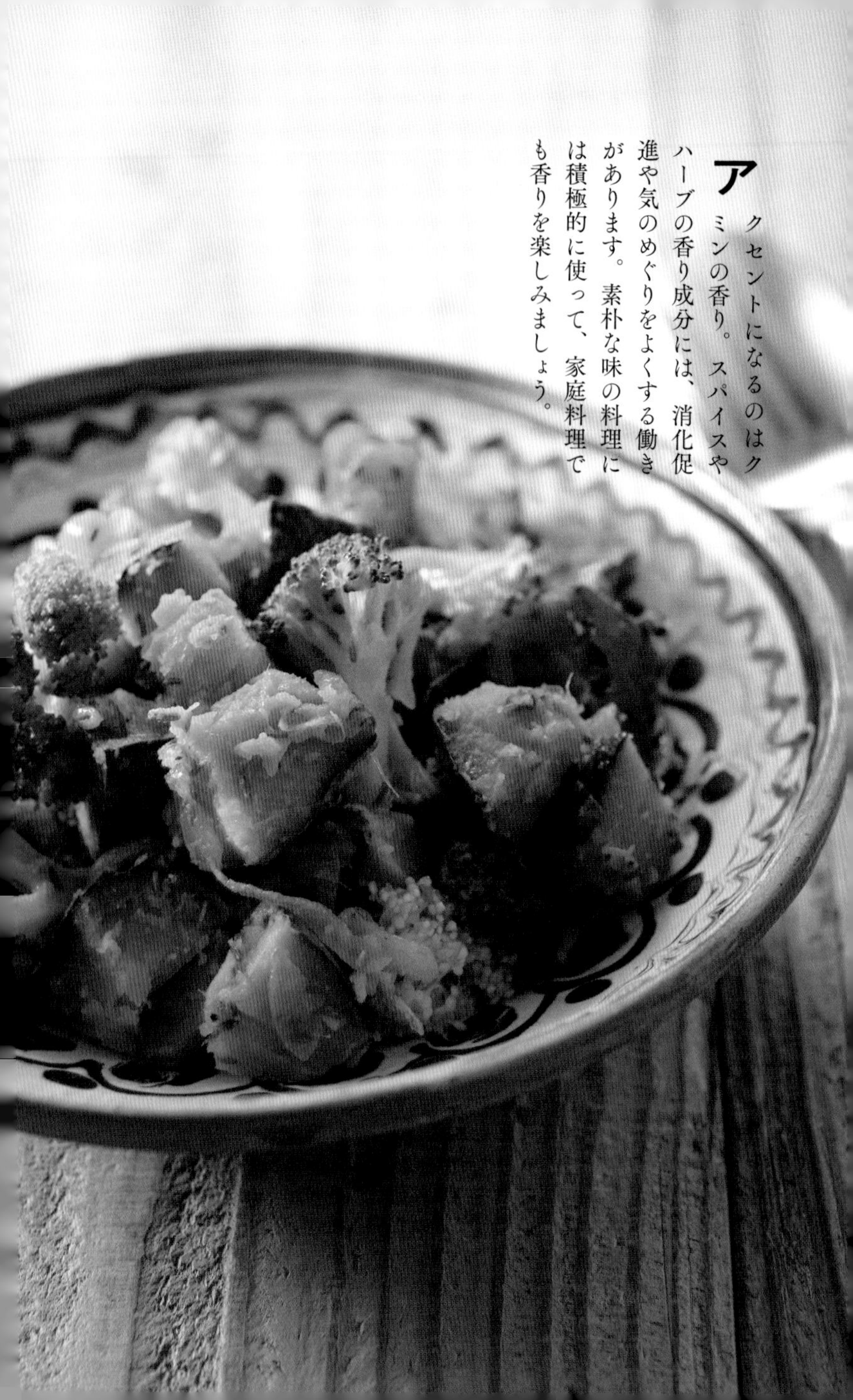

アクセントになるのはクミンの香り。スパイスやハーブの香り成分には、消化促進や気のめぐりをよくする働きがあります。素朴な味の料理には積極的に使って、家庭料理でも香りを楽しみましょう。

かぼちゃとブロッコリーの クミンサラダ

材料（2人分）

かぼちゃ……………………200g
ブロッコリー………………50g
玉ねぎ…………………………¼個
オリーブオイル………大さじ1
にんにくのみじん切り……少々
クミン……………………………3g
塩…………………………ひとつまみ

作り方

1 かぼちゃは皮つきのまま3㎝角に切って軽く塩（分量外）をふり、湯気のたったせいろで20分ほど、竹串がすーっと通るまで蒸す。ブロッコリーは小房に分けて1分ほど蒸す。玉ねぎは繊維に沿って幅5㎜の細切りにし、長さを半分に切る。

2 鍋にオリーブオイル、にんにく、クミンを入れて弱火にかけ、香りがたつまで炒める。玉ねぎを加えてさらに炒め、塩をふり、玉ねぎが飴色になるまでしっかりと炒める。

3 **1**のかぼちゃとブロッコリーを加えて軽く炒め合わせる。

秋は根菜がおいしい季節。食物繊維が豊富な根菜は、滋養につながるたんぱく質豊富な食材と組み合わせて使うのがポイント。腸をととのえてくれるので食べすぎを抑え、太りにくい体にしてくれます。

鶏肉とごぼうの中華風炒め煮

材料（2人分）

鶏モモ肉……200g
　塩、こしょう……各少々
こんにゃく……½枚（150g）
ごぼう……80g
にんじん……40g
ごま油……大さじ1
しょうがのせん切り……1片分
きび砂糖……小さじ2
みりん……大さじ1
A
　薄口醤油……大さじ½
　酒……大さじ½
　塩……少々（1g）
　花椒……少々
　五香粉……少々
パクチー……適量

作り方

1 鶏肉は2㎝角に切り、塩、こしょうをふる。こんにゃくはひと口大にちぎり、さっとゆでる。ごぼうとにんじんは小さめの乱切りにする。

2 鍋にごま油小さじ½をなじませ、しょうがと鶏肉を入れて中火で炒める。こんがりと焼き色がついたら取り出しておく。

3 **2**の鍋に残りのごま油を入れ、こんにゃく、ごぼう、にんじん、砂糖、みりんを加えて弱火で炒める。油が全体になじんだら、**2**を戻し入れて炒め合わせる。

4 野菜がやわらかくなり、水分が出てきたら、**A**を加え、ときどき大きく混ぜながら弱火で煮詰める。器に盛り、ざく切りにしたパクチーを添える。

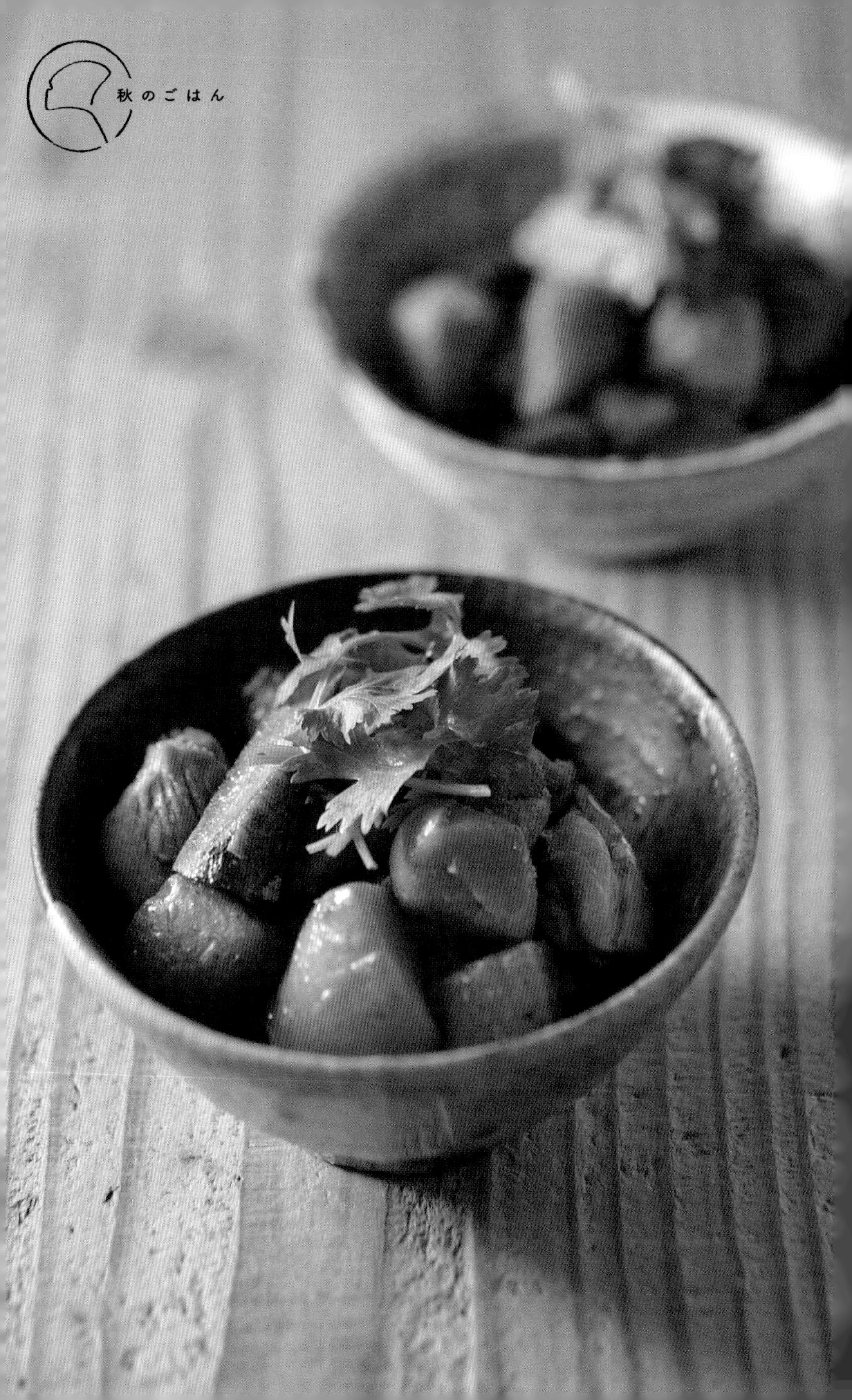

いちじくは腸内で善玉菌を増やす水溶性食物繊維が豊富。また、植物性エストロゲンが含まれているので、女性ホルモンの乱れをととのえるといわれています。えごま油は肌の潤いに効果的。

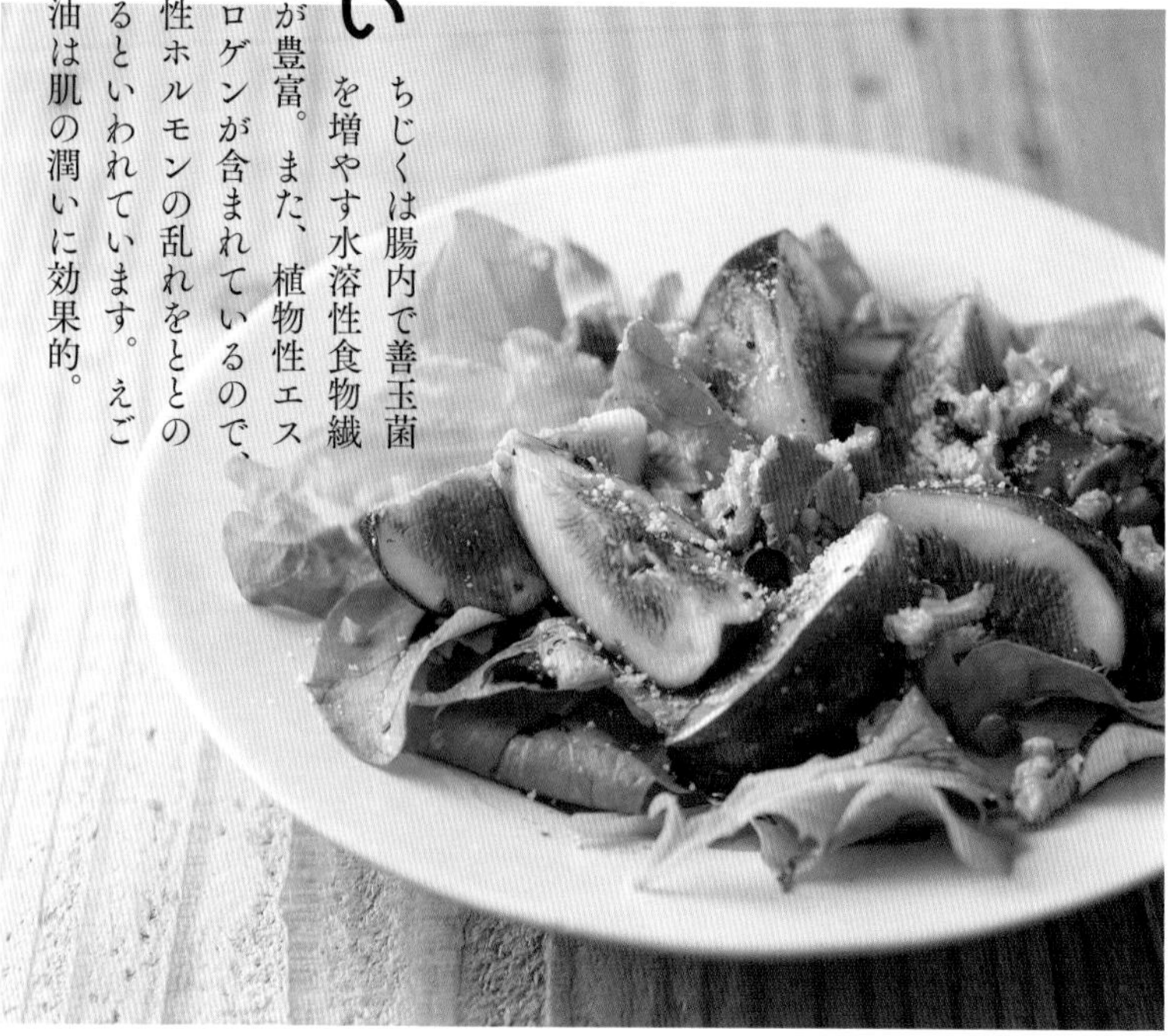

いちじくとルッコラのえごまオイルサラダ

材料（2人分）

いちじく …………………… 1個
ルッコラ …………………… ½束
くるみ ……………………… 3粒
バルサミコ酢 ……… 小さじ2
ベビーリーフ …………… 10g
えごま油 …………… 小さじ1
パルメザンチーズ ……… 適量
岩塩 ………………………… 適量
ブラックペッパー ……… 少々

作り方

1 いちじくは6等分のくし形に切る。ルッコラは幅4cmに切り、くるみは粗く砕く。バルサミコ酢は弱火で半量になるまで煮詰める。

2 ルッコラとベビーリーフを皿に盛り、いちじくとくるみを散らす。

3 食べる直前に、えごま油とバルサミコ酢をかけ、パルメザンチーズ、岩塩、ブラックペッパーをふる。

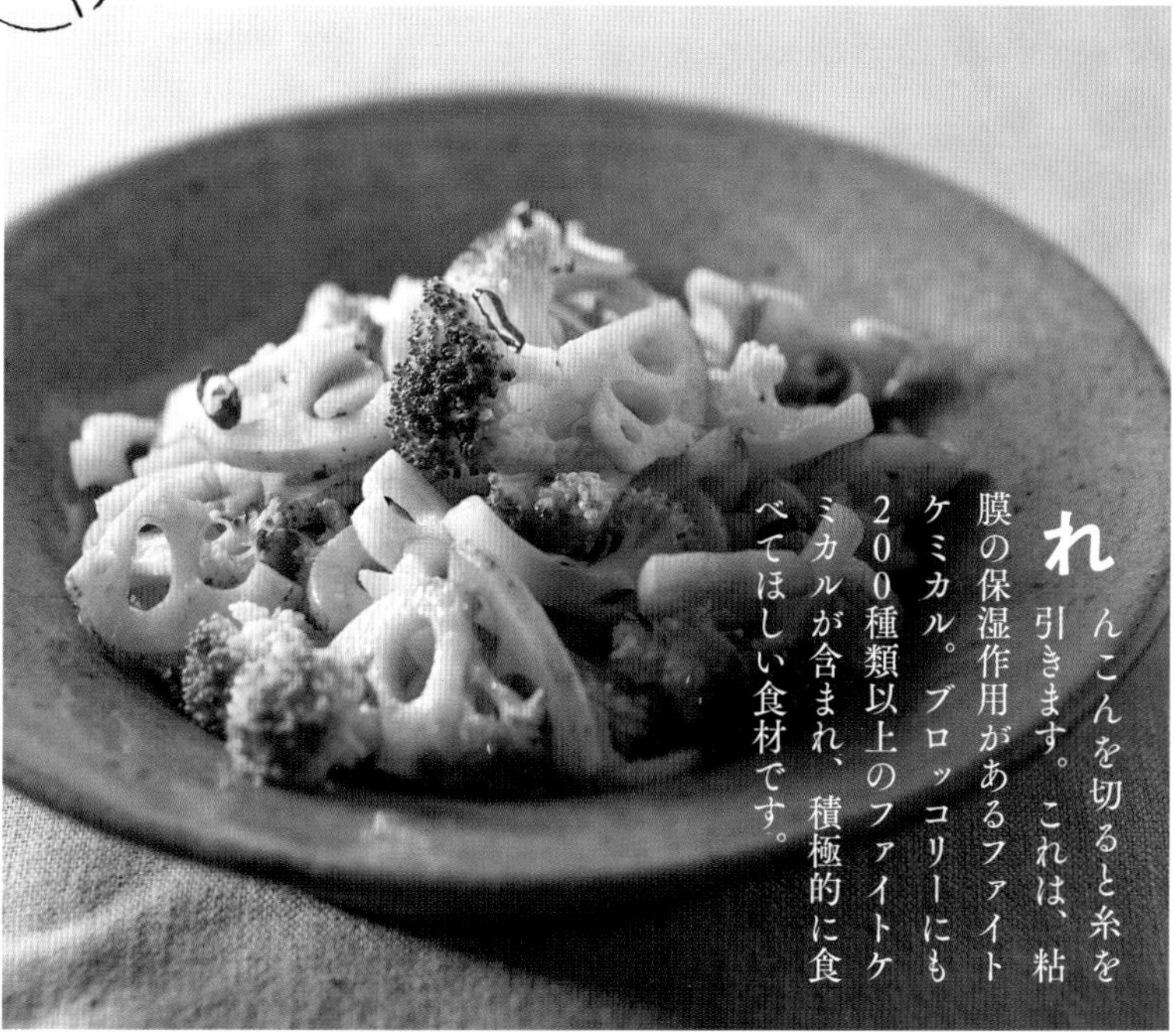

れんこんを切ると糸を引きます。これは、粘膜の保湿作用があるファイトケミカル。ブロッコリーにも200種類以上のファイトケミカルが含まれ、積極的に食べてほしい食材です。

れんこんとブロッコリーのペペロンチーノ

材料（2人分）

ブロッコリー……¼株(100g)
れんこん………………100g
にんにく…………………½片
鷹の爪……………………¼本
オリーブオイル……大さじ2
塩…………………少々(1g)

作り方

1 ブロッコリーは小房に分け、湯気のたったせいろで1分ほど蒸す。れんこんは厚さ5㎜のいちょう切りにする。にんにくは薄切り、鷹の爪は小口切りにする。
2 フライパンにオリーブオイル、にんにく、鷹の爪を入れ、にんにくがきつね色になるまで弱火で炒める。
3 れんこんを入れ、塩をふり、透明感が出るまで炒める。火を止めてブロッコリーを加え、あえる。

きのこには骨を強くしたり、抗うつ作用のあるビタミンDと免疫を高める成分が豊富です。日照時間が短くなってくる秋には、きのこを意識してたくさん食べ、心も体もポジティブにととのえましょう。

鶏肉とたっぷりきのこのすき焼き風とろろ鍋

材料（2人分）

鶏モモ肉……180g
大根……75g
にんじん……75g
白菜……150g
しいたけ……2枚
しめじ……¼パック
えのきだけ……¼パック
しらたき……75g
木綿豆腐……¼丁
大和いも（または長いも）‥100g
春菊……¼束

A
濃口醤油……大さじ4
みりん……大さじ2
きび砂糖……大さじ2
酒……大さじ1
水……400mℓ

七味唐辛子（好みで）……適量

作り方

1 鶏肉は6等分、大根とにんじんは拍子木切り、白菜は幅4cmのそぎ切り、しいたけは石づきをとる。しめじとえのきだけは石づきを除いてほぐす。しらたきはさっとゆで、長ければ切る。豆腐は4等分する。大和いもはすりおろし、春菊は幅4cmに切る。

2 鍋に**A**を入れて中火にかけ、沸騰させる。鶏肉、大根、にんじん、白菜、きのこ類、しらたき、豆腐を入れて煮る。弱めの中火にして煮る。

3 具材に火が通ったら、大和いものすりおろしと春菊をのせ、好みで七味唐辛子をふる。

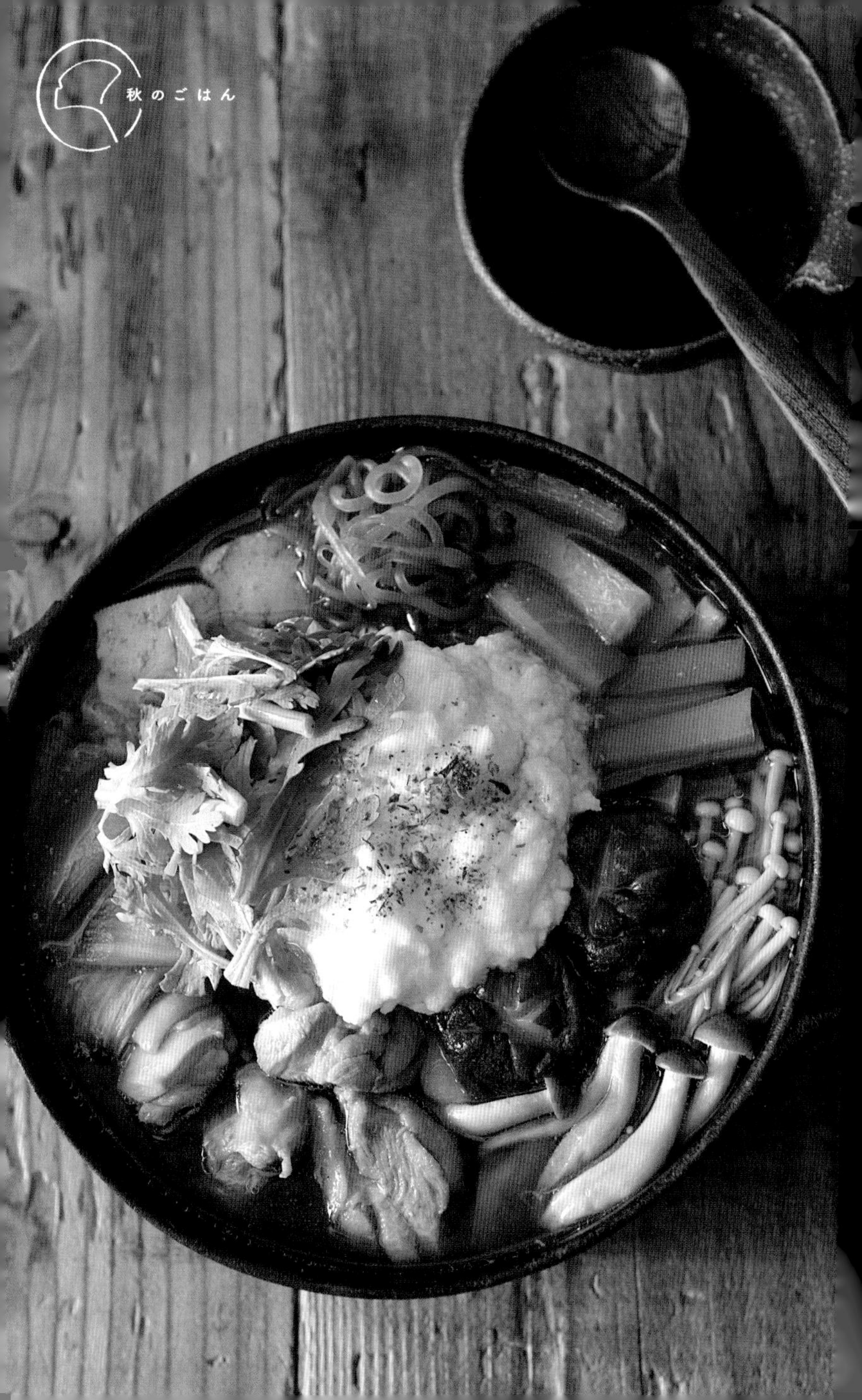

鮭に含まれる脂質はオメガ3脂肪酸が豊富、抗酸化作用もあります。肌の乾燥を防ぎ、炎症を抑えてくれ、さらには認知機能も高まるといわれています。たっぷりの根菜、発酵食品の味噌と煮込んで。

鮭と野菜の石狩鍋

材料（2人分）

生鮭の切り身…………2切れ
大根……………………75g
にんじん………………75g
白菜……………………150g
さつまいも……………75g
絹ごし豆腐……………¼丁
A
- だし汁……………400mℓ
- 麹味噌…………大さじ1
- みりん…………大さじ1
- 白味噌…………小さじ1

せり……………………2本

作り方

1. 鮭はざるにのせて熱湯をかけ、湯引きする。
2. 大根、にんじんは拍子木切り、白菜は幅4cmのそぎ切り、さつまいもは乱切りにする。豆腐は半分に切る。
3. 鍋に**A**を入れ、中火にかける。沸騰したらさつまいもを入れ、弱火でやわらかくなるまで煮る。
4. **1**、残りの**2**を入れて煮る。すべてに火が通ったら器に盛り、ざく切りにしたせりをのせる。

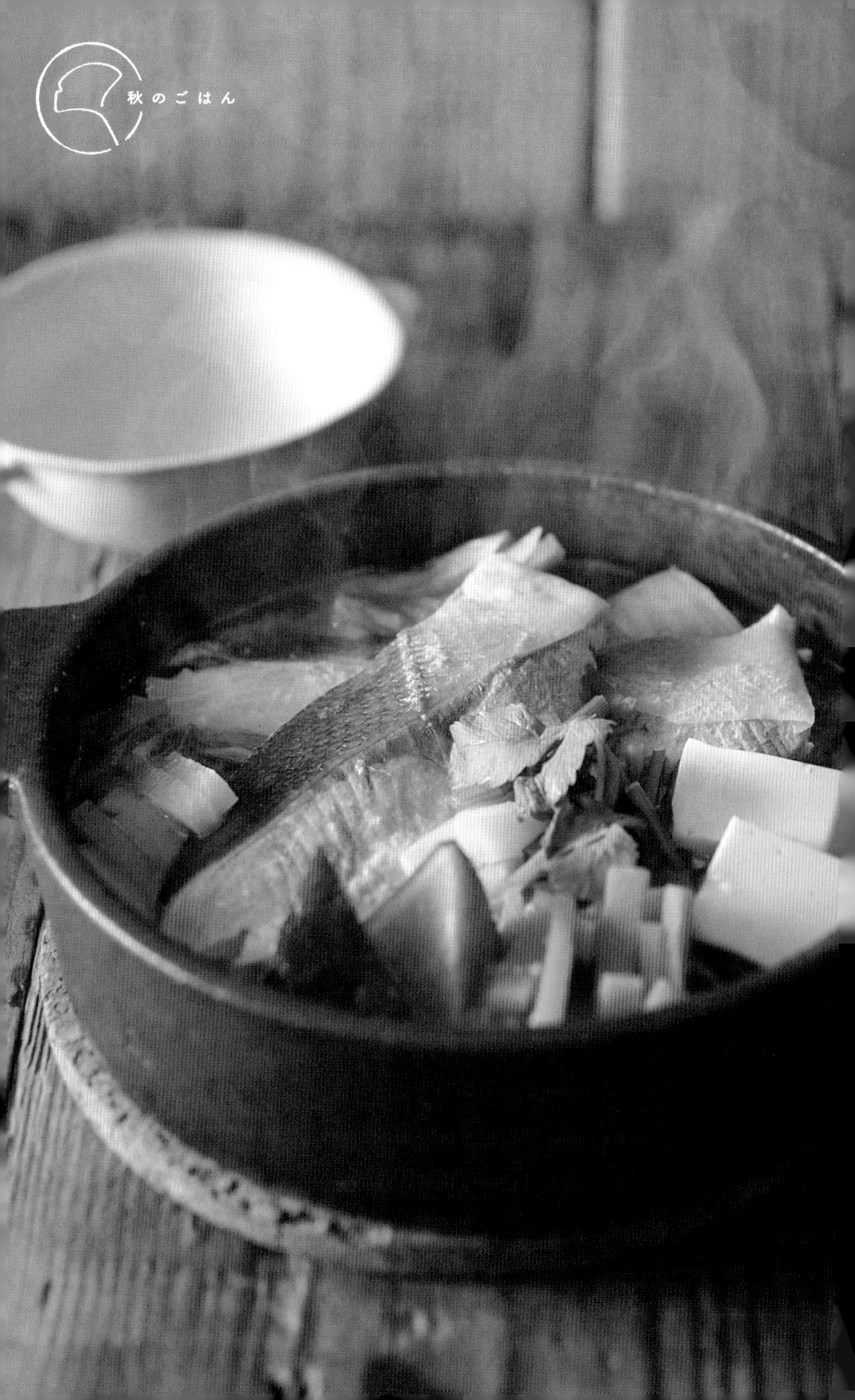

食欲がないときに食べるお粥にもひと工夫。しょうが風味であっさりと、ほたての旨味を味わいましょう。ごま油やパクチー、五香粉など、中華風の香りをトッピングし、オリエンタルな味わいに。

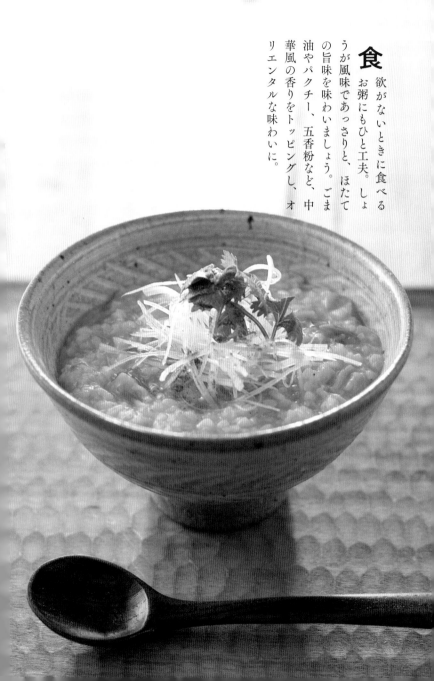

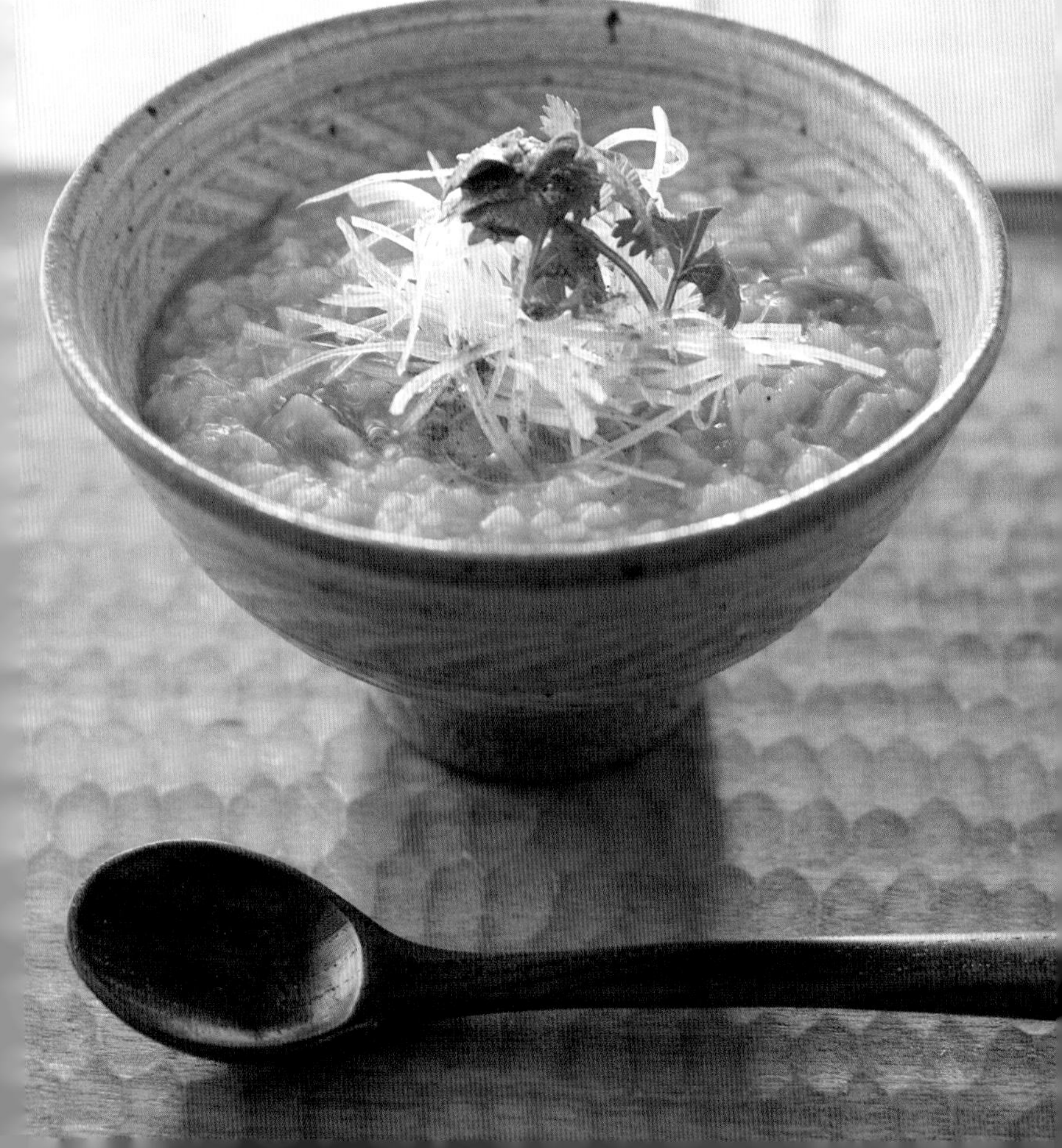

ほたてと
すりおろしれんこんの
玄米粥

材料（2人分）

A
- 玄米ごはん……………200g
- れんこん………………100g
- しょうが…………………1片
- 水とほたての戻し汁………合わせて300～350㎖
- 塩…………………少々（1g）

乾燥ほたて…………………4個
→水大さじ1に浸して2～3時間おく

薄口醤油……………少々（2g）

〈トッピング〉

パクチー……………………1本
長ねぎ………………………5㎝
ごま油………………………少々
五香粉………………………少々

作り方

1 **A**のれんこんはすりおろし、しょうがはせん切りにする。

2 鍋に**A**、ほぐしたほたてを入れ、ごはんをほぐしながら弱火で10分ほど煮る。お粥状になったら醤油で味をととのえる。

3 トッピングのパクチーはざく切りに、長ねぎは白髪ねぎにする。

4 **2**が煮えたらトッピングの材料を添え、混ぜながらいただく。

自家製ドリンク

ほっとする時間に、おいしい飲み物を飲めるよう準備しておくと幸せです。白い砂糖は使わず、季節のフルーツやしょうが、はちみつ、酢などを使って体がよろこぶものを。どれも満足感が高いので、デザート代わりにするのもおすすめです。

はちみつ生ゆず茶（1）

材料（作りやすい分量）

ゆず……………1個（100g）
はちみつ……………150g
しょうがのすりおろし
……………………1片分

作り方

1 ゆずは種を除いて果汁をしぼり、皮はへたを除いてせん切りにする。
2 清潔な容器に材料をすべて入れて混ぜる。→冷蔵庫で5日ほど保存可能。

• **飲み方**
お湯100mℓに大さじ2を溶かす。
ヨーグルトに混ぜたりケーキにかけて食べても。

季節のフルーツのスパイスティー（2）

材料（作りやすい分量）

りんご……………………¼個
オレンジ（ノーワックスのもの）
…………………………¼個
紅茶のティーバッグ
（アールグレイがおすすめ）
…………………………3個
熱湯……………………1ℓ
シナモンスティック
…………………………1本

作り方

1 りんごとオレンジは斜め半分に切る。
2 すべての材料を鍋に入れ、沸騰してから1分ほど煮る。

• **飲み方**
温かいうちにそのまま飲む。

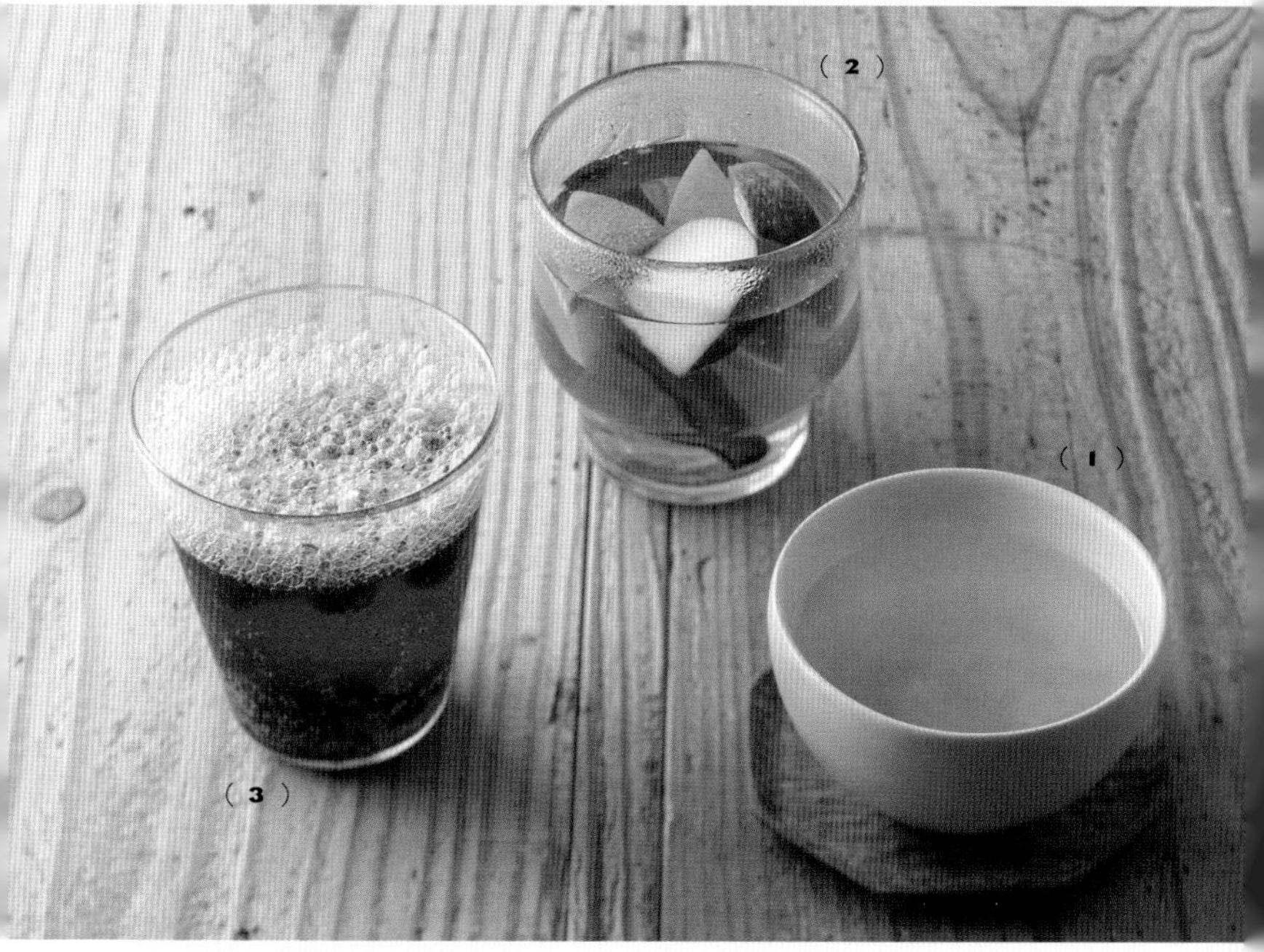

自家製フルーツ酢ドリンク（ 3 ）

材料（作りやすい分量）

ブルーベリー
（または好みのフルーツ）
…………………… 100g
米酢 ………………… 95mℓ
はちみつ ………… 100g

作り方

1 ブルーベリーは洗ったらよく水けをふく。
2 清潔な瓶に、ブルーベリー→はちみつ→酢の順に入れ、5～7日常温におく。

● **飲み方**
炭酸水や水100mℓに20～25mℓを溶かす。牛乳や豆乳、ヨーグルトにも合う。そのまま食べても。

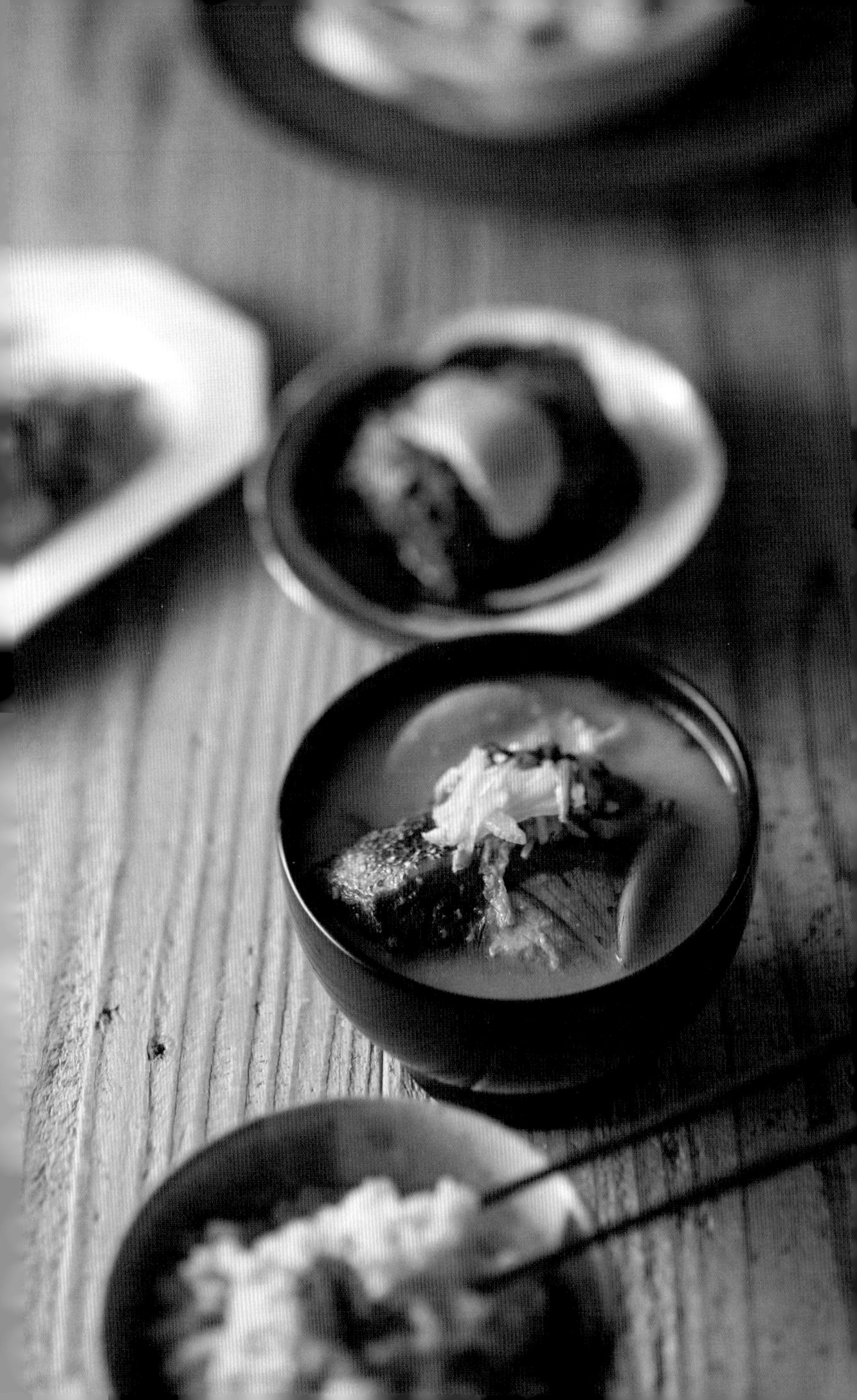

冷えと乾燥に、
体を内側から
温め、
潤す食材を

冬のごはん

身の厚い白菜や大根などの根菜、脂がのった魚など、厳しい冬だからおいしくなる食材がたくさんあります。これらは冷えた体を温めてくれ、乾燥を防いでくれるものも多く、さらには風邪などに対抗する免疫を強化してくれるものも。自然の力は偉大です。

冬の調理

煮込み

冬は気温がぐっと下がり、体を冷やしてしまいがちです。冬の食材は体を温めるものが豊富ですが、調理法ももちろん、体を温めてくれる方法を選びましょう。それには、なんといっても「煮込み」。シチューや鍋料理など長時間火を通し、ぐつぐつ煮込む調理法です。

冬は寒いだけでなく空気も乾燥します。〝体を潤す〟とされている食材には、大根や白菜、長ねぎなど冬野菜がずらり。野菜ではありませんが豆腐も体を潤すとされています。白菜・大根・豆腐は精進料理の世界で「養生三宝」といわれ、体を温め、免疫力を高めてくれるありがたい食材です。そして、これらは鍋で大活躍の食材ばかり。とろとろするまで煮た白菜や、だしのしみたおでんの大根は冬の体を支えてくれるのにぴったりだったのです。

ぐつぐつ煮込めば、部屋も暖まり、心もほっこり。冬の煮込み料理は、さまざまな意味で理にかなった調理法なのです。

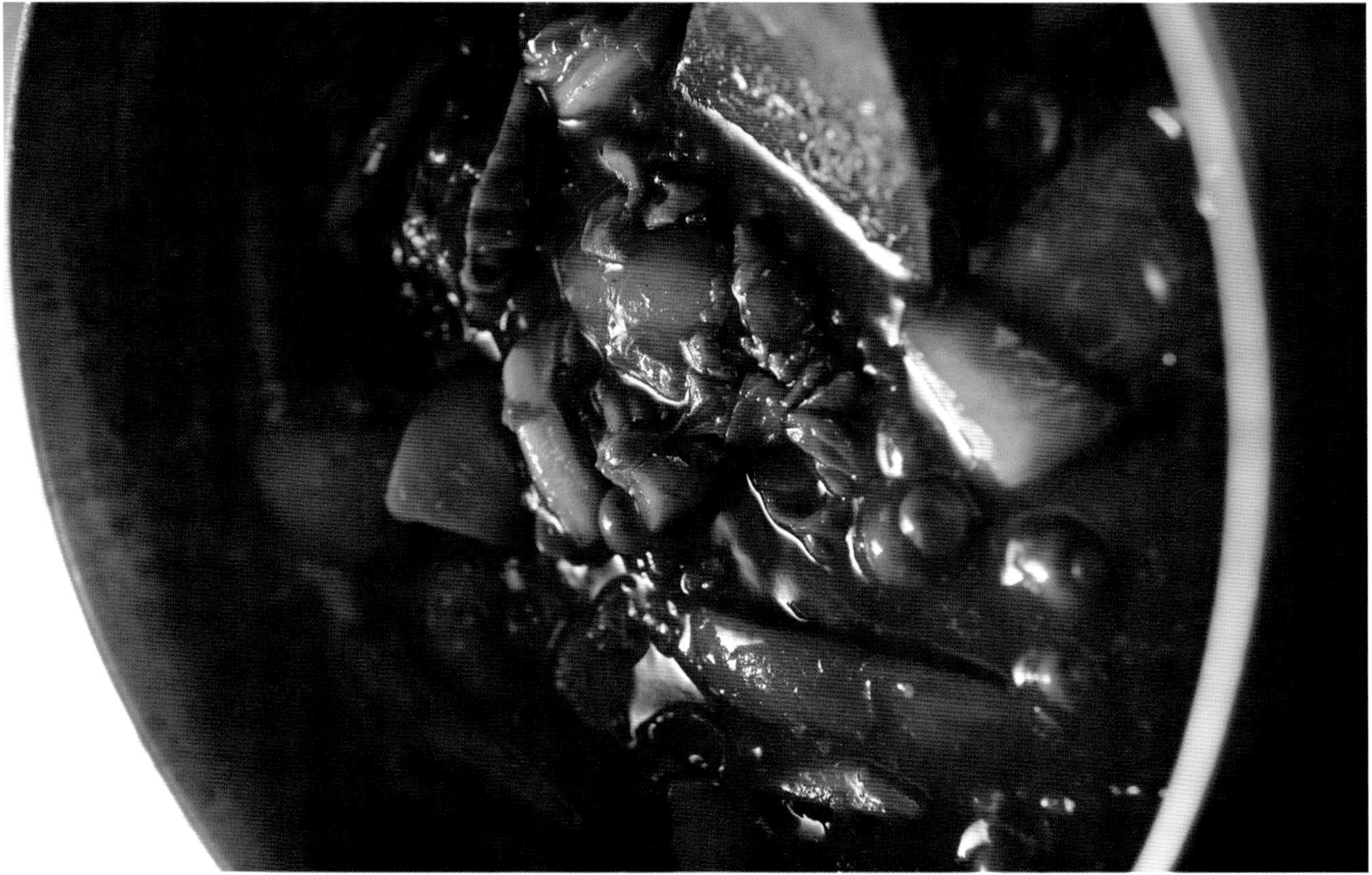

気をつけるべき油、トランス脂肪酸を避ける

さまざまな油の中でも食べるときに注意しなければならない〝悪い油〟があります。要注意油の代表格が、トランス脂肪酸です。これは、自然界にはほとんど存在しない、いわゆる〝不自然な〟油です。

欧米では禁止されていることが多いのですが、まだ日本ではいろいろな加工食品に使われています。なかでもマーガリンは日常的に食べている人が多いかもしれません。

マーガリンは、バターに比べてやわらかくて扱いやすく、保存がきくのが魅力とされています。作り方はまったく異なり、バターは牛乳１ℓから作られるのはわずか10g。マーガリンは植物性油脂に水素を加えて人工的にかためて作ります。ここでできるのが、トランス脂肪酸なのです。

トランス脂肪酸は酸化しにくく、だからこそ傷みにくくて、賞味期限を長くできます。でも、窓辺に置いておくと、バターには

虫が集まりますが、マーガリンには集まりません。それが〝不自然〟であることを、虫たちは知っているのです。

トランス脂肪酸は、体内で代謝しづらく、コレステロールが高くなって腸内で善玉菌を減らし、悪玉菌を増やします。心臓病のリスクが上がるともいわれており、欧米で「プラスチックオイル」と呼ばれているのは、化学式がプラスチックに似ているから。「狂った油」という異名もあります。

トランス脂肪酸はマーガリン以外にも、ショートニング（そして、それを使った食品）や菓子パン、洋菓子などに入っていることがあり、サラダ油にも含まれることも。おいしそうなお菓子を買う前に、一度成分表示を見て確認する習慣をつけましょう。

カルシウムとマグネシウムは不足しがちなブラザーイオン

カルシウムとマグネシウムは、〃天然の精神安定剤〃と呼ばれています。不足すると精神的に不安定になる傾向があるからです。残念ながら現代の食生活では、どちらも不足しがちなミネラルです。

特にカルシウムは、現代人に一番不足しているといわれています。「あの人はカルシウムが足りないからイライラしているね」というのは迷信ではなく、実際に、神経伝達に影響して、不足するとイライラしてしまうのです。

また、砂糖を摂りすぎている人も要注意です。砂糖は〃カルシウム泥棒〃といわれているのをご存じでしょうか。血中に糖分が増えると血液が酸性に傾き、血液中のカルシウムイオンで血液を中和しようとするため、カルシウムが減ってしまうのです。また、マグネシウム不足になっても、イライラしたときにチョコレートなどの甘いものを欲するようになるといわれています。

昔の日本食では、かつおぶしでだしをとり、わかめが入った味噌汁を飲むなどして、自然にミネラルを摂ることができていました。でも、コンビニ弁当や菓子パンは、甘味が強くて食べやすいけれど、栄養バランスは悪く、ミネラルは不足してしまうので、食事をコンビニに頼っている人は気をつけてください。

つまり、カルシウム・マグネシウムを上手に摂るポイントは、昔ながらのごはんを食べること。玄米にごま塩をかけて食べればバランスよく摂ることができますし、煮干しを使ったふりかけをかけるのもいいでしょう。

毎日の食事でほんの少しの工夫から、カルシウム・マグネシウムを摂る工夫をしてみてくださいね。

メンタルが弱ったら“海のもの”に頼る

メンタルと栄養素には深い関係があります。最近、うつ病が増加傾向にありますが、コロナ禍によるニュースタンダードとなって落ち着かない毎日、うつ病とまでいかなくても気持ちが沈みがちな人は多いでしょう。そんな人は、毎日の食事と生活習慣から元気をもらうことができると覚えておいてください。

メンタルを立て直したいなら、おすすめなのは〝海のもの〟です。まずは、前ページにも書いた、カルシウム・マグネシウム。海苔などの海藻や、小魚から摂ることができます。カルシウムは前述したように神経伝達をスムーズにし、感情のコントロールをしやすくします。マグネシウムはカルシウムの吸収率を助け、不足すると興奮しやすくなったり、逆に落ち込んでしまったり、または睡眠障害につながることもあります。

もうひとつ重要なのは、魚の脂質に含まれているオメガ3脂肪酸のＤＨＡやＥＰＡ。脳の認知機能を向上させる成分として知られていますが、認知症だけでなく、抗うつ、抗アレルギーへの効果が注目されているのです。

脳は60%が脂質でできており、そのなかでもオメガ３脂肪酸の割合が高いといわれています。脳を元気にするには魚の油がおすすめというわけです。魚がどうしても苦手な人は、オメガ３が豊富なえごま油や亜麻仁油をこまめに使うのもいいでしょう。

また、冬は日照時間が短くなり、うつになりやすい季節。これにはビタミンＤが効果的とされていますが、やはり内臓ごと食べられる魚や干し魚に豊富です。

冬は積極的に太陽を浴び、魚介類を食べ、精神的な健康も保ちたいものです。

日中に疲労を感じるのは水分不足

普通に過ごしているだけで「なんだかやけに疲れたな」ということはありませんか？　もしかしたら、それは水分不足が原因かもしれません。

体の成分の60％以上が水といわれているくらいですから、水を侮ってはいけません。まず、体中をめぐる血液は大部分が水。水分が足りないとドロドロになり、酸素を上手に運んだり、老廃物を出すことができなくなって不調の大きな原因になります。

ワシントン大学の研究グループが、水分補給の重要性について発表したデータがあります。なんと、アメリカ人の75％が体内の水分量不足によって慢性的な脱水症状にあることがわかりました。また、軽度の脱水症状でも新陳代謝は最大3％も低下し、2％の低下で短期記憶能力が低下し、コンピューターや紙面に焦点を合わせづらくなったそうです。

そして、驚いたことにアメリカ人の37%は口渇機能が弱まっていて、喉の渇きと空腹を誤認。コップ1杯の水を飲むことで、減量中の被験者のほぼ全員が夜中に空腹を感じることがなかったといいます。

また、1日コップ8〜10杯の水を飲むと腰痛や関節痛の症状が和らいだ人が多かったり、5杯の水でがんのリスクが軽減。心臓病で死に至る確率も低かったというデータもあります。

話を疲労に戻すと、日中に疲労を感じているなら、まずコップ1杯の水を、できれば常温か白湯で飲んでみてください。朝起きたときと寝る前に1杯ずつ飲むことを習慣づけるのもおすすめです。たかが、水と侮らず、味方につけるのが正解です。

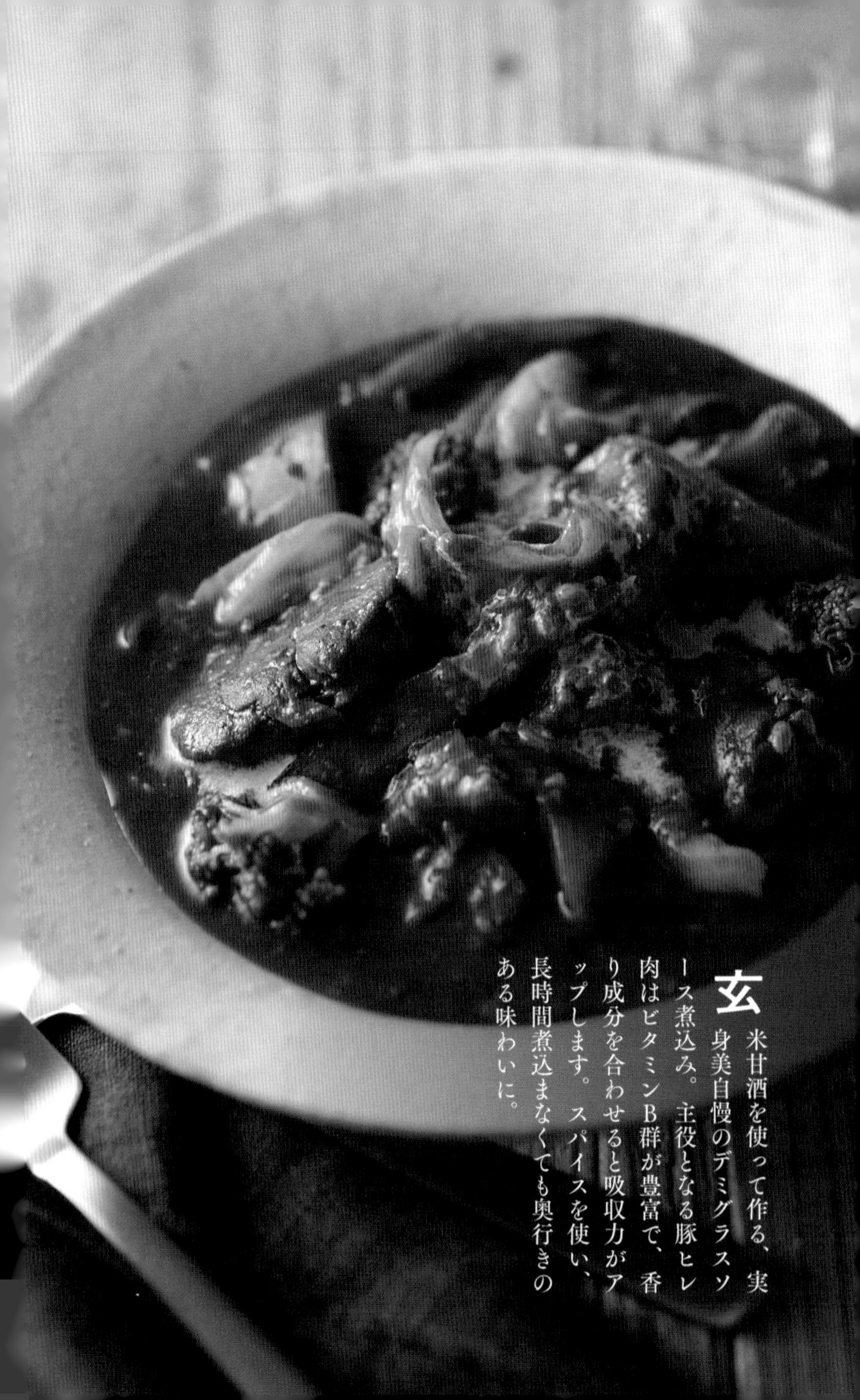

玄

米甘酒を使って作る、実身美自慢のデミグラスソース煮込み。主役となる豚ヒレ肉はビタミンB群が豊富で、香り成分を合わせると吸収力がアップします。スパイスを使い、長時間煮込まなくても奥行きのある味わいに。

豚ヒレ肉の玄米甘酒入り デミグラスソース煮込み

材料（2人分）

豚ヒレ肉……200g
　塩、こしょう……各少々
大根……100g
にんじん……50g
ごぼう……40g
キャベツの葉……5枚
玉ねぎ……100g
ブロッコリー……20g
米油……大さじ1
にんにくのみじん切り…½片分
しょうがのみじん切り…⅔片分
クローブ（粉末）……3ふり
シナモン（粉末）……3ふり
ローリエ……1枚
赤ワイン……大さじ3
塩……少々（2g）
水……500mℓ
A｜トマトピューレ……150g
　｜玄米甘酒……200mℓ
　｜八丁味噌……40g
生クリーム……適量

作り方

1 豚肉は3〜4cm角に切り、塩、こしょうをふって30分ほどおく。

2 大根、にんじん、ごぼうは乱切りにする。キャベツは5cm角に切る。玉ねぎはくし形に切る。ブロッコリーは小房に分け、さっとゆでてざるに上げる。

3 鍋に油を中火で熱し、**1**を焼く。表面の色が変わったら取り出しておく。

4 同じ鍋で大根、にんじん、ごぼう、玉ねぎを炒める。

5 油がなじんだら、キャベツ、にんにく、しょうが、クローブ、シナモン、ローリエ、赤ワイン、塩、水を入れ、弱火で煮る。

6 野菜がやわらかくなったら**A**を入れ、**3**も戻し入れて、さらに20分ほど煮る。

7 仕上げにブロッコリーを入れて温める。器に盛り、生クリームをかける。

白菜は、漢方で大根、豆腐と並び「養生三宝」と呼ばれる滋養食材です。冬に乾燥しがちな体を潤してくれます。また、豚肉と白菜の組み合わせは大人気。しかも、栄養面でもバランスがいいコンビです。

白菜と豚肉のオイル蒸し

材料（2人分）

白菜の葉…………6枚（350g）
豚モモ薄切り肉…………300g
塩…………………………適量
だし汁…………………100mℓ
オリーブオイル……大さじ1
しょうがのせん切り……1片分

〈ごまだれ〉
白練りごま………………50g
白すりごま………………15g
水………………大さじ2と½
ポン酢……………小さじ2
きび砂糖…………小さじ1
しょうがのすりおろし‥1片分

作り方

1 白菜を広げて豚肉を重ね、塩少々をふる。同様の順番ですべて重ねる。最後は白菜になるようにする。

2 1を幅5cmに切って縦にして鍋に詰める。

3 だし汁を注ぎ、上からオリーブオイルを回しかける。ふたをして弱火にかけ、好みの加減に煮る。しょうがのせん切りを散らす

4 たれを作る。ごまだれの材料をよく混ぜ、しょうがのすりおろしを加える。

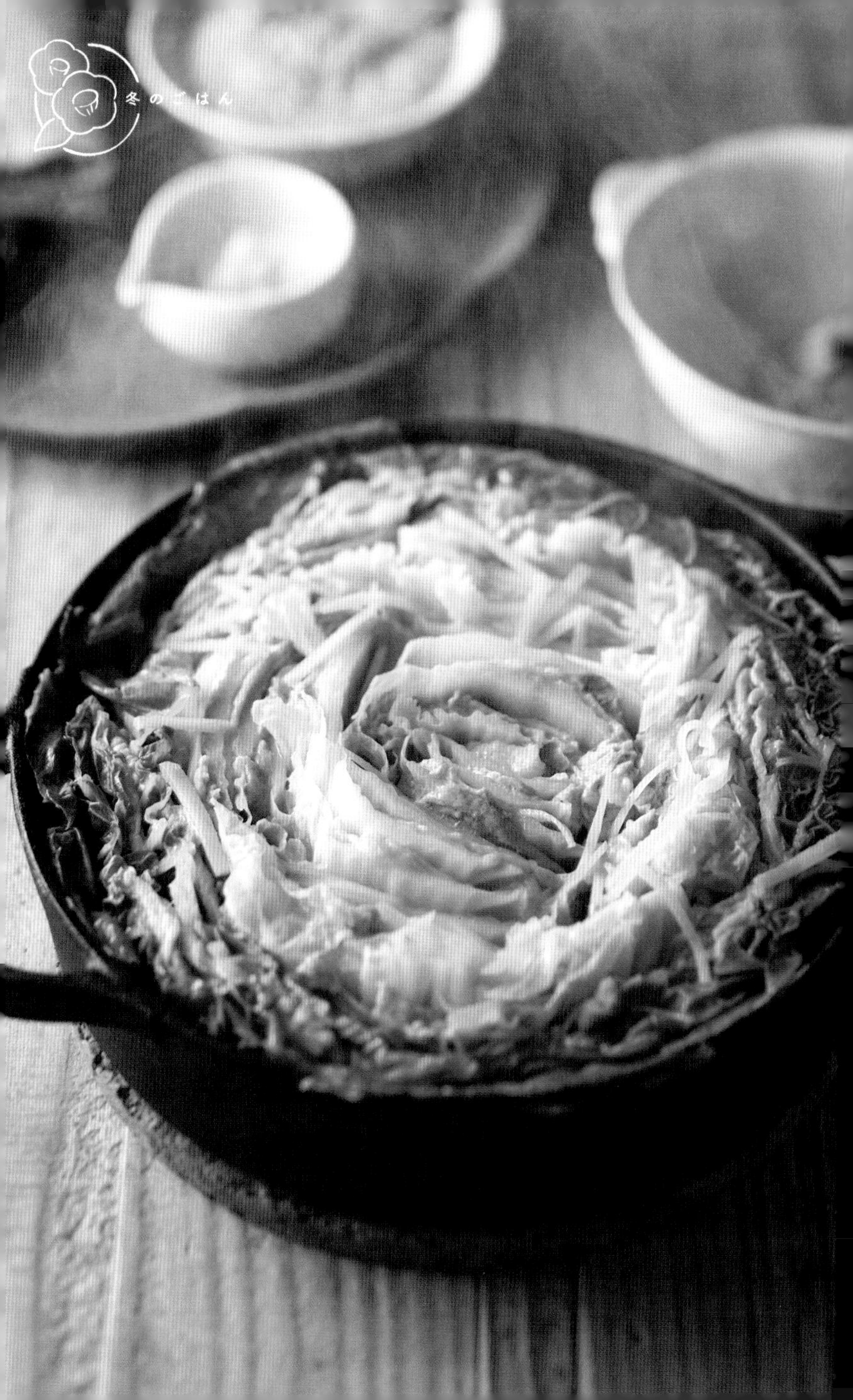

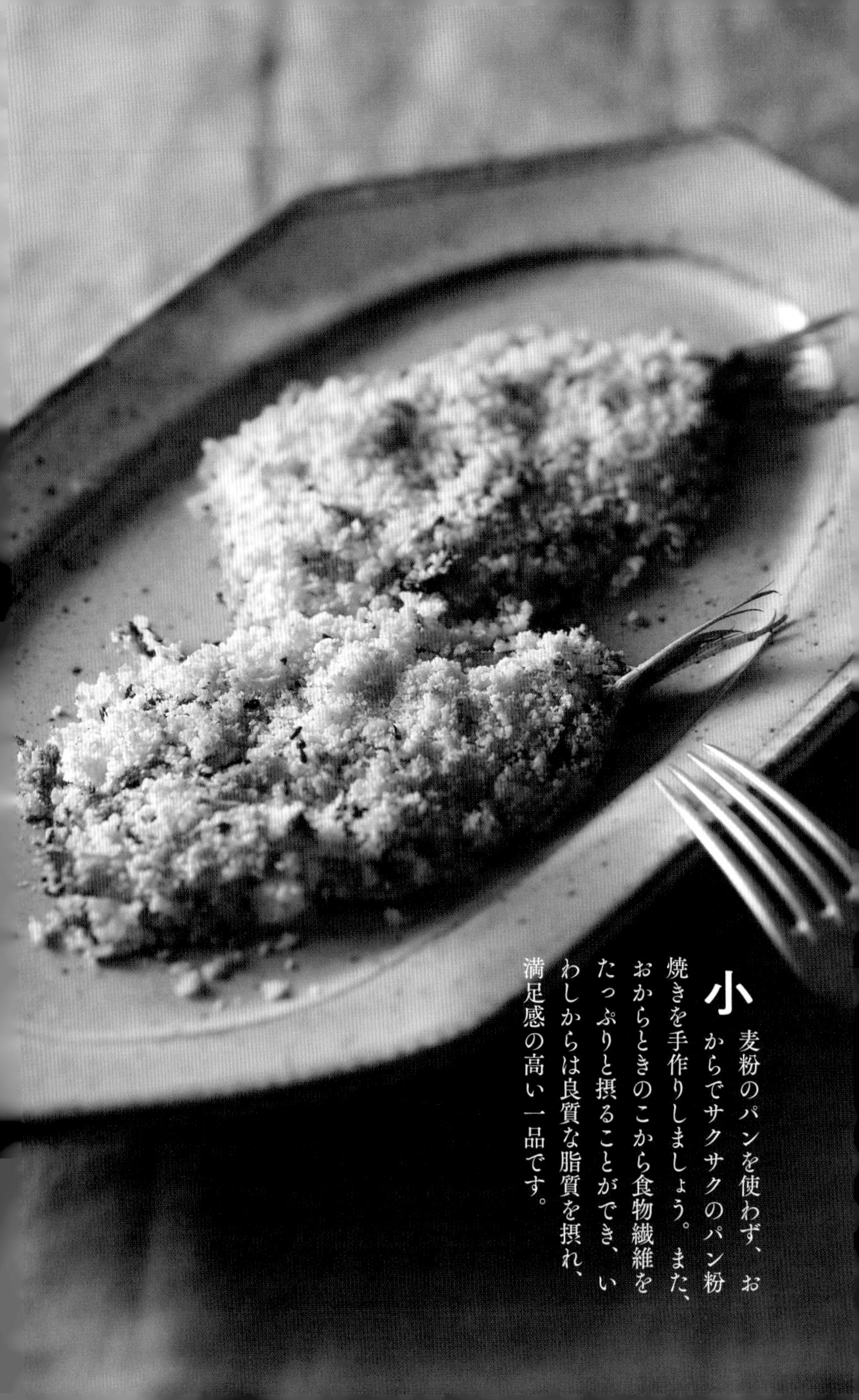

小麦粉のパンを使わず、おからでサクサクのパン粉焼きを手作りしましょう。また、おからときのこから食物繊維をたっぷりと摂ることができ、いわしからは良質な脂質を摂れ、満足感の高い一品です。

いわしときのこの おからパン粉焼き

材料（3人分）

いわし……………………2尾
　塩…………………少々（1g）
まいたけ…………………⅙株
エリンギ…………………½本
しいたけ…………………2枚
梅干し……………………1個
はちみつ……………大さじ1
大葉………………………2枚

〈**おからパン粉**〉

生おから…………………75g
オリーブオイル……大さじ1
レモン汁……………小さじ½
黒いりごま…………小さじ½
塩…………………………少々

オリーブオイル……大さじ1
にんにくのみじん切り……少々
濃口醤油……………小さじ¼
パルメザンチーズ……大さじ1

作り方

1 いわしは頭と内臓を除き、よく洗い、手開きにする。塩をふり、30分ほどおく。水分が出たらキッチンペーパーでふきとる。

2 まいたけは石づきをとってほぐす。エリンギは縦半分に切り、幅5㎜に切る。しいたけも幅5㎜に切る。梅干しは種を除き、はちみつと合わせて包丁で叩く。大葉はせん切りにする。

3 おからパン粉を作る。材料をよく混ぜ、オーブンシートを敷いた天板に広げ、120℃に予熱したオーブンで20分ほど乾燥させる。

4 フライパンにオリーブオイル、**2**のきのこ類、にんにくを入れて弱火にかけ、きのこに火が通ったら醤油を加えて炒め合わせる。

5 オーブンシートを敷いた天板に**1**を皮目を下にして並べる。**2**の梅干しをまんべんなくのせ、大葉を散らし、**4**を散らす。パルメザンチーズ、**3**も順に散らす。

6 オーブンを230℃に予熱し、**5**を10分ほど、こんがりと焼く。

タラのバターソテーと
ほうれん草のグリーンソースがけ

材料（2人分）

タラの切り身…………2切れ
　酒…………………小さじ1
　塩……………………少々
カリフラワー……………⅛株
かぶ……………………¼個
れんこん………………1cm
プチトマト………………2個

〈グリーンソース〉

ほうれん草……………200g
玉ねぎ…………………80g
セロリ…………………30g
にんにく………………½片
オリーブオイル……大さじ1
白味噌……………大さじ3
玄米甘酒…………大さじ1
濃口醤油…………小さじ1

米粉………………大さじ1
米油………………大さじ1
ローズマリー……………1本
バター……………………5g
レモンの輪切り…………1枚
トレビスの葉……………1枚

作り方

1 タラは酒と塩をふって10分ほどおく。

2 カリフラワーはひと口大に切る。かぶは縦半分に切る。れんこんは厚さを半分に切る。

3 湯気のたったせいろで、れんこんとかぶは3分、プチトマトは2分、カリフラワーは30秒を目安に蒸す。

4 グリーンソースを作る。ほうれん草はさっとゆでて氷水にとり、しぼって水気をきり、細かいみじん切りにする。玉ねぎ、セロリ、にんにくはみじん切りし、フライパンにオリーブオイルを熱して、弱火で全体がしんなりするまで炒める。すべての材料をボウルに入れ、よく混ぜる。

5 **1**のタラに米粉をまぶす。フライパンに油とローズマリーを入れて弱火にかける。香りがたったらタラを入れ、中火にして、ふたをして両面を焼く。火が通ったらバターを加えてなじませる。

6 皿に、**5**、**3**、半分に切ったレモン、縦に4等分したトレビスの葉を盛り合わせ、**4**をかける。

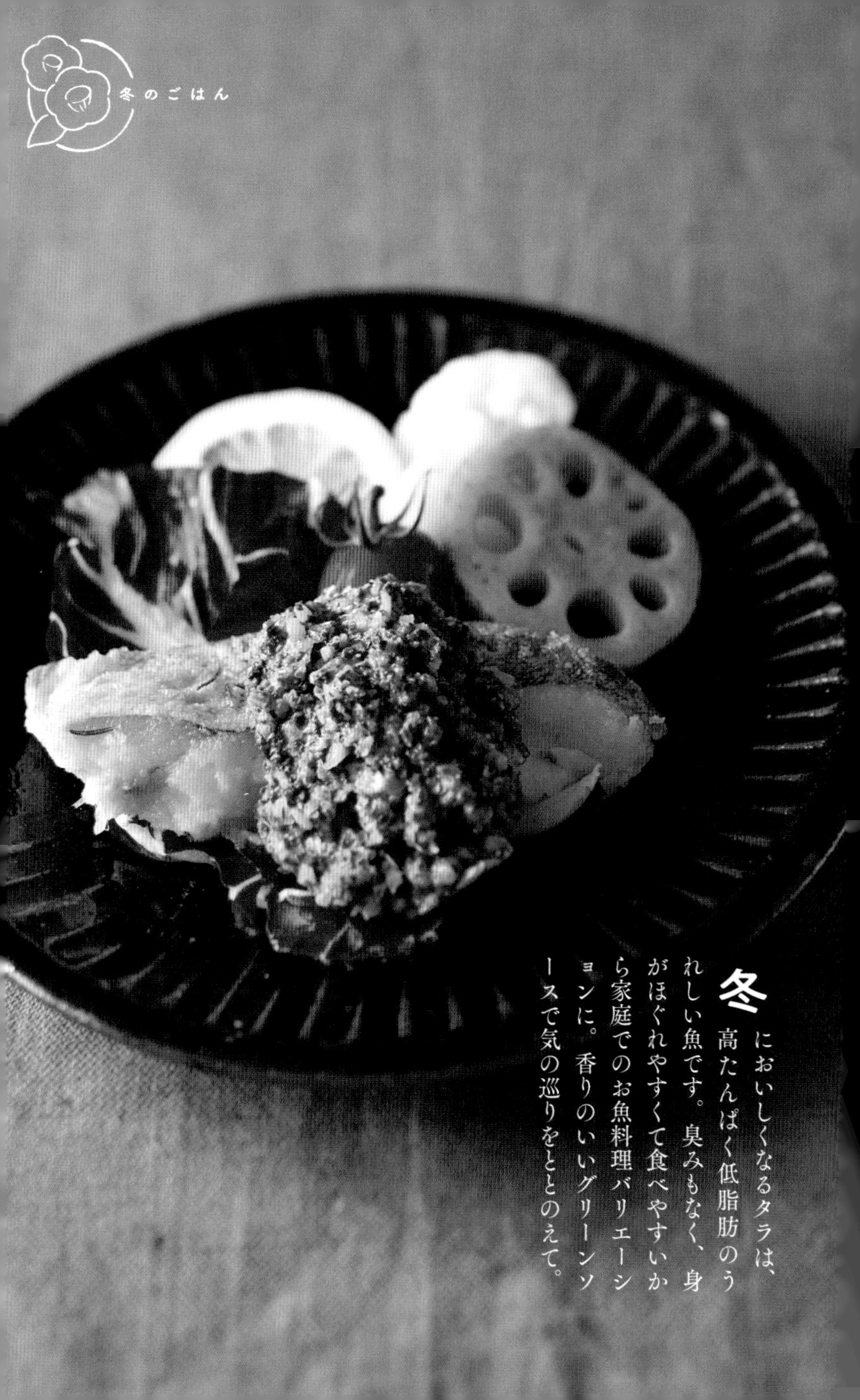

冬においしくなるタラは、高たんぱく低脂肪のうれしい魚です。臭みもなく、身がほぐれやすくて食べやすいから家庭でのお魚料理バリエーションに。香りのいいグリーンソースで気の巡りをととのえて。

里芋のネバネバ成分は潤いのもと。免疫力を高めて、潤いのもとになる冬野菜です。水溶性食物繊維も含むため、腸で善玉菌を増やし、腸内環境をととのえてくれます。シンプルな食材でおいしいご馳走に。

里芋ときのこの和風クリームグラタン

材料（2人分）

里芋（大）…………4個（200g）
しめじ……………½パック
まいたけ……………½パック
エリンギ……………1本
玉ねぎ……………½個
オリーブオイル……大さじ1
にんにくのみじん切り…½片分
塩……………少々（1g）
水……………100mℓ

A
- 牛乳……………150mℓ
- 白味噌……………15g
- 生クリーム……大さじ1

あおさ海苔……………2g
ピザ用チーズ……………60g
パルメザンチーズ………適量
万能ねぎの小口切り……適量

作り方

1 里芋は幅1.5cmの輪切りにする。しめじとまいたけは石づきをとってほぐす。エリンギは縦半分に切って薄切りにする。玉ねぎは繊維に沿って幅5mmの薄切りにする。

2 鍋にオリーブオイルとにんにくを入れ、香りがたったらきのこ類、玉ねぎを入れ、塩をふって炒める。しんなりしてきたら里芋を入れ、炒める。

3 全体に油がなじんだら、分量の水を加えて弱火で煮る。煮詰めて水分が半量になったら**A**を入れ、弱火でさらに煮る。とろみが出てきたらあおさ海苔を加えて混ぜる。

4 耐熱皿に平らに入れ、ピザ用チーズを散らし、パルメザンチーズをふる。

5 200℃に予熱したオーブンで15分ほど、焼き色がつくまで焼く。仕上げに万能ねぎを散らす。

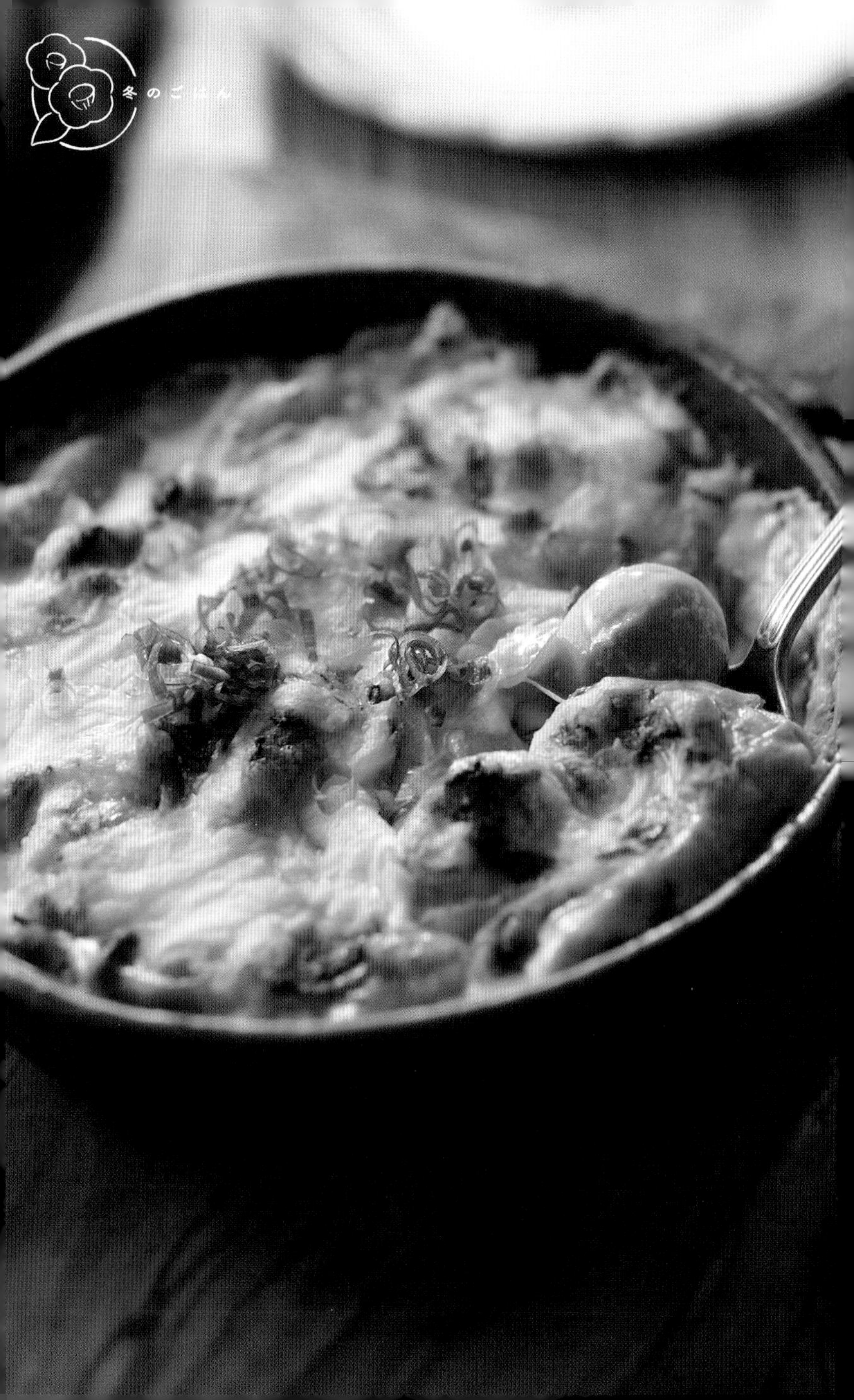

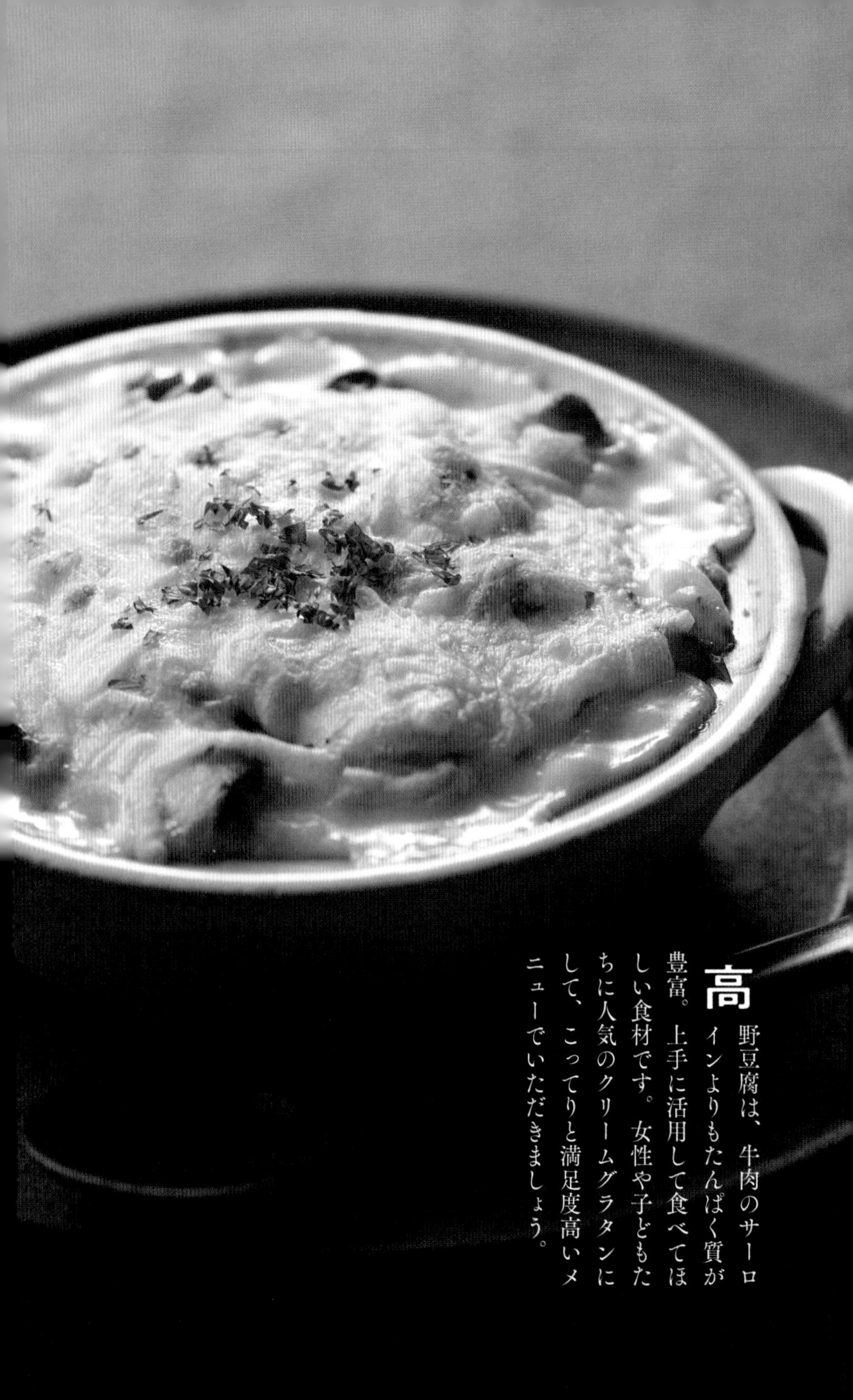

高野豆腐は、牛肉のサーロインよりもたんぱく質が豊富。上手に活用して食べてほしい食材です。女性や子どもたちに人気のクリームグラタンにして、こってりと満足度高いメニューでいただきましょう。

高野豆腐とチキンの
クリームグラタン

材料（2人分）

高野豆腐……………………2枚
しめじ………………⅕パック
えのきだけ…………⅕パック
まいたけ……………⅕パック
鶏モモ肉……………………120g
　塩…………………………少々
米油………………………大さじ½
水……………………………200mℓ
塩……………………………少々（1g）
牛乳…………………………100mℓ
白味噌………………………20g
ナツメグ（粉末）………ひとふり
米粉………………………大さじ1
　→同量の水で溶く
ピザ用チーズ……………40g
パセリのみじん切り………適量

作り方

1 高野豆腐は水に浸して戻す。水けをきり、12等分の角切りにする。きのこ類はすべて石づきをとってほぐす。

2 鶏肉は6等分に切る。塩をふり、油をなじませたフライパンで焼く。火が通ったら取り出しておく。

3 **2**のフライパンに分量の水、**1**、塩を入れ、高野豆腐がやわらかくなるまで煮る。

4 **2**と牛乳を加えて混ぜ、さらに白味噌とナツメグを加えて混ぜる。沸騰したら、水溶き米粉でとろみをつける。**2**を戻し入れる。

5 耐熱容器に平らに入れ、ピザ用チーズを散らし、200℃に予熱したオーブンで15分ほど焼く。仕上げにパセリを散らす。

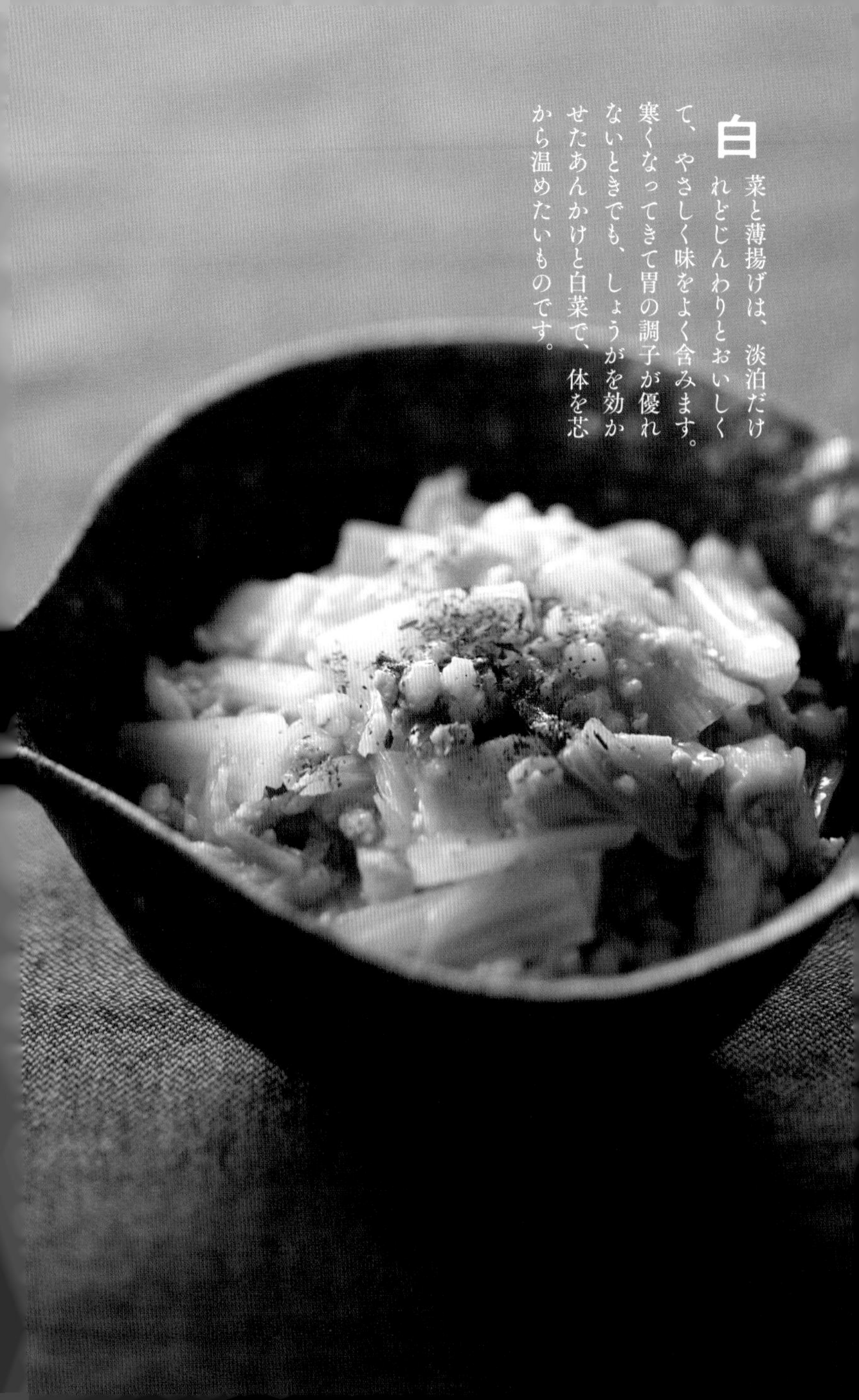

白菜と薄揚げは、淡泊だけれどじんわりとおいしくて、やさしく味をよく含みます。寒くなってきて胃の調子が優れないときでも、しょうがを効かせたあんかけと白菜で、体を芯から温めたいものです。

白菜と押し麦の鶏そぼろ煮

材料（2人分）

白菜の葉……………4枚（400g）
油揚げ…………………………1枚
しょうが（大）………1片（20g）
ごま油……………………小さじ1
鶏挽き肉…………………100g
塩……………………少々（1g）
水…………………………500mℓ
押し麦……………………大さじ4
薄口醤油…………………大さじ1
みりん…………大さじ1と½
くず粉……………………大さじ1
　→同量の水で溶く
七味唐辛子………………………少々

作り方

1 白菜の葉は幅4cmに、芯は繊維に沿って2×4cmの棒状に切る。油揚げは横半分に切り、幅1cmに切る。しょうがはせん切りにする。

2 鍋にごま油、しょうが、鶏挽き肉、塩を入れ、中火で炒める。挽き肉に火が通ったら取り出しておく。

3 **2**の鍋に水300mℓと押し麦を入れて中火にかけ、沸騰したら弱火にして12分ほど煮る。

4 押し麦がやわらかくなったら、残りの水と白菜、油揚げ、**2**を入れてさらに煮る。

5 白菜が好みの加減に煮えたら、醤油とみりんを加え、水溶きくず粉を加えてとろみをつける。

6 器に盛り、七味唐辛子をふる。

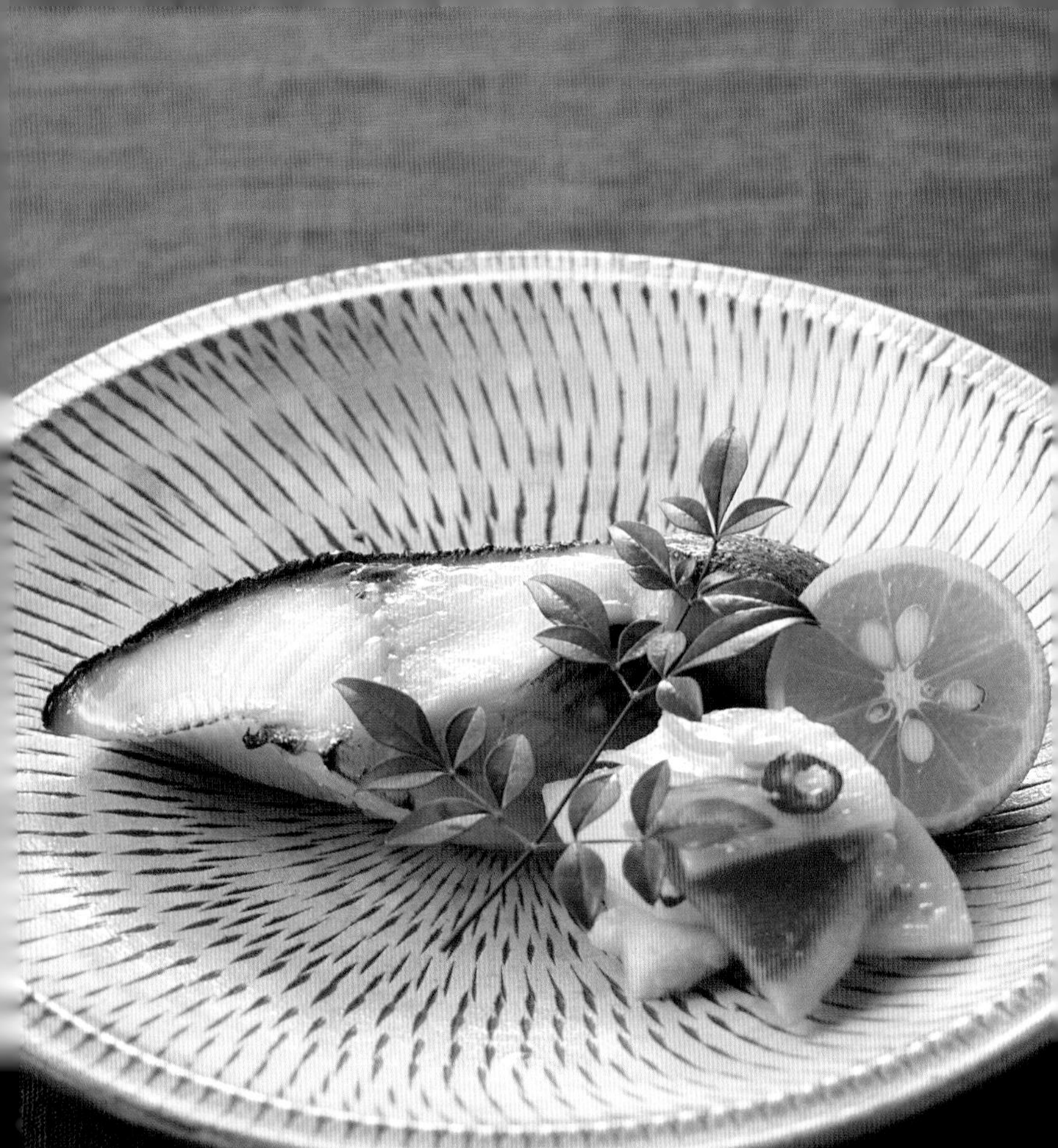

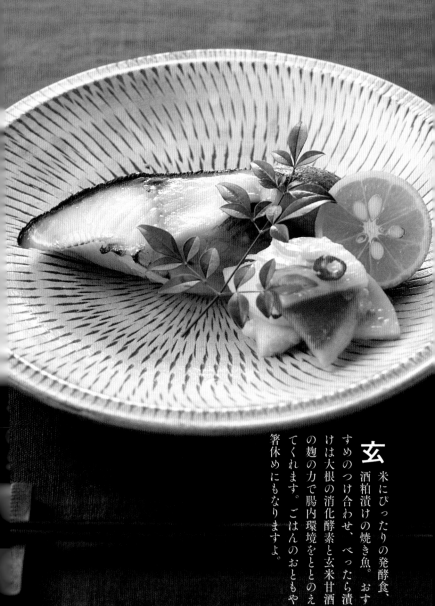

玄米にぴったりの発酵食、酒粕漬けの焼き魚。おすすめのつけ合わせ、べったら漬けは大根の消化酵素と玄米甘酒の麹の力で腸内環境をととのえてくれます。ごはんのおともや箸休めにもなりますよ。

銀ダラの粕漬焼き

材料（2人分）

銀ダラの切り身………… 2切れ
　塩 ……………………… 少々

〈漬け床〉
酒粕 ………………… 大さじ3
白味噌 ……………… 大さじ2
みりん ……………… 大さじ2

べったら漬け（下記参照）… 50g
すだち ……………………… 1個

作り方

1 銀ダラにまんべんなく塩をふり、30分ほどおき、水分が出たらふきとる。バットなどに漬け床の材料を混ぜ、銀ダラをひと晩漬ける。

2 **1**を軽く洗い、魚焼きグリルで6～7分焼く。

3 皿に盛り、べったら漬けと半分に切ったすだちを添える。

玄米を使った 大根のべったら漬け

材料（作りやすい分量）

大根 ……………… ¼本（400g）
紅芯大根 ………… ⅛本（30g）
黄ゆず …………………… ⅛個
昆布 …………………… 2cm角
鷹の爪の小口切り ……… ¼個
塩 …………………… 小さじ1
玄米甘酒 ………………… 60g
きび砂糖 …………… 小さじ1
米酢 …………………… 20mℓ

作り方

1 大根は厚さ4mmのいちょう切り、紅芯大根は厚さ2mmのいちょう切りにする。ゆずは果汁をしぼり、皮はせん切りにする。

2 ボウルに大根と紅芯大根、昆布、鷹の爪、塩を入れ、水分が出るまでもみ、30分ほどおく。昆布が戻ったらいったん取り出し、細切りにして戻し入れる。

3 大根から出た水分を捨て、玄米甘酒、砂糖、米酢、ゆずの果汁と皮を混ぜる。冷蔵庫でひと晩～丸1日漬ける。→冷蔵庫で3～4日保存可能。

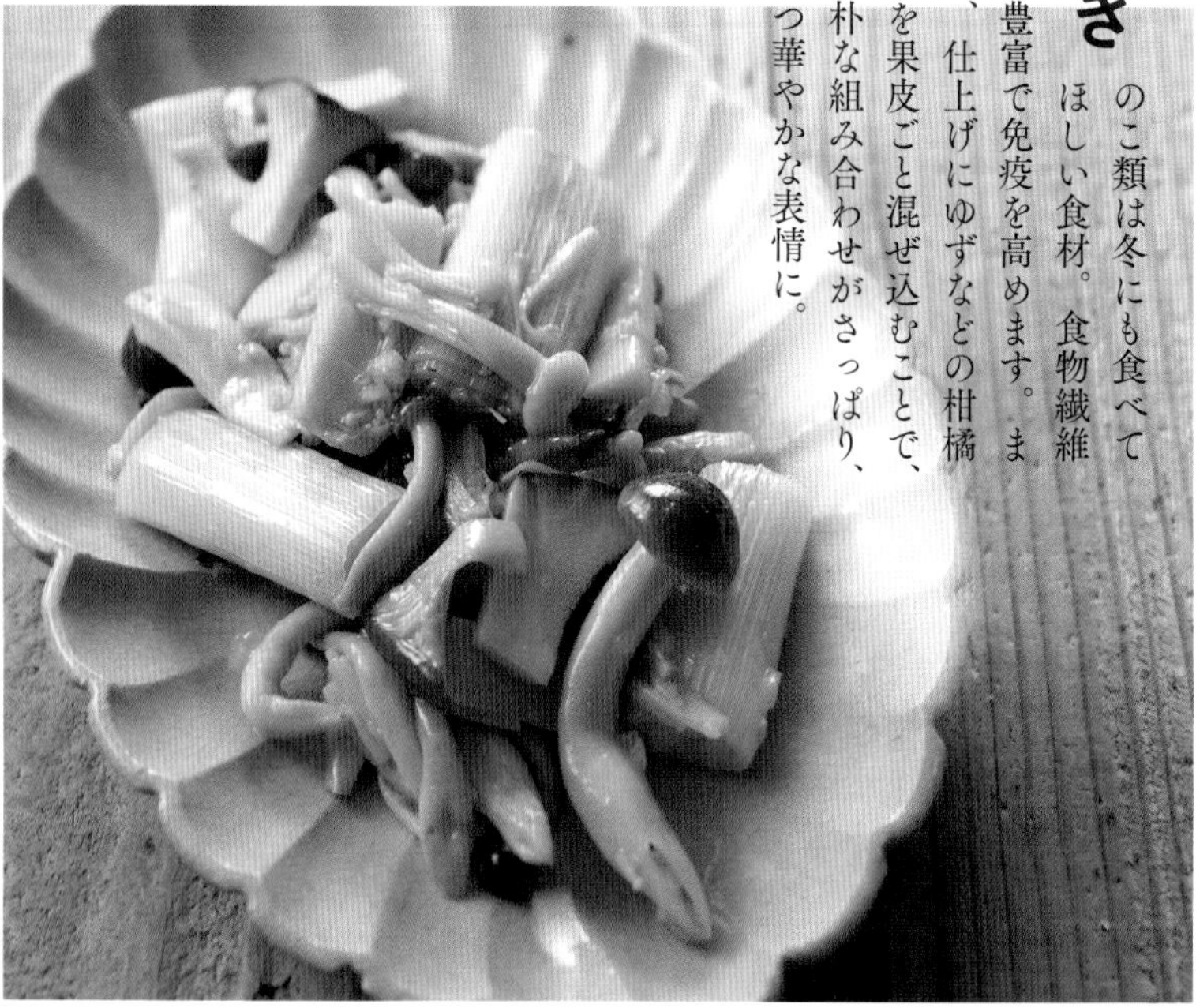

きのこ類は冬にも食べてほしい食材。食物繊維が豊富で免疫を高めます。また、仕上げにゆずなどの柑橘類を果皮ごと混ぜ込むことで、素朴な組み合わせがさっぱり、かつ華やかな表情に。

きのことねぎのマリネ

材料（2人分）

長ねぎ……………………1本
しめじ……………………⅓パック
えのき……………………⅓パック
エリンギ…………………1本
ゆず（またはすだち、かぼす）
…………………………⅛個
米油………………大さじ1と½
塩……………………少々（1g）
酒……………………小さじ1
濃口醤油……………小さじ½
米酢…………………小さじ½

作り方

1 長ねぎは幅4㎝に切る。しめじは石づきをとってほぐす。えのきは石づきをとり、長さを3等分する。エリンギは縦に3等分し、長さも3等分する。ゆずは種を除いてみじん切りにする。

2 フライパンに油をなじませ、弱火で**1**の長ねぎを焼く。

3 やわらかくなってきたらきのこ類を加え、塩をふり、炒める。

4 きのこ類がしんなりしてきたら酒、醤油、米酢をふり、さらに炒める。

5 火からおろし、冷めたら**1**のゆずを混ぜる。

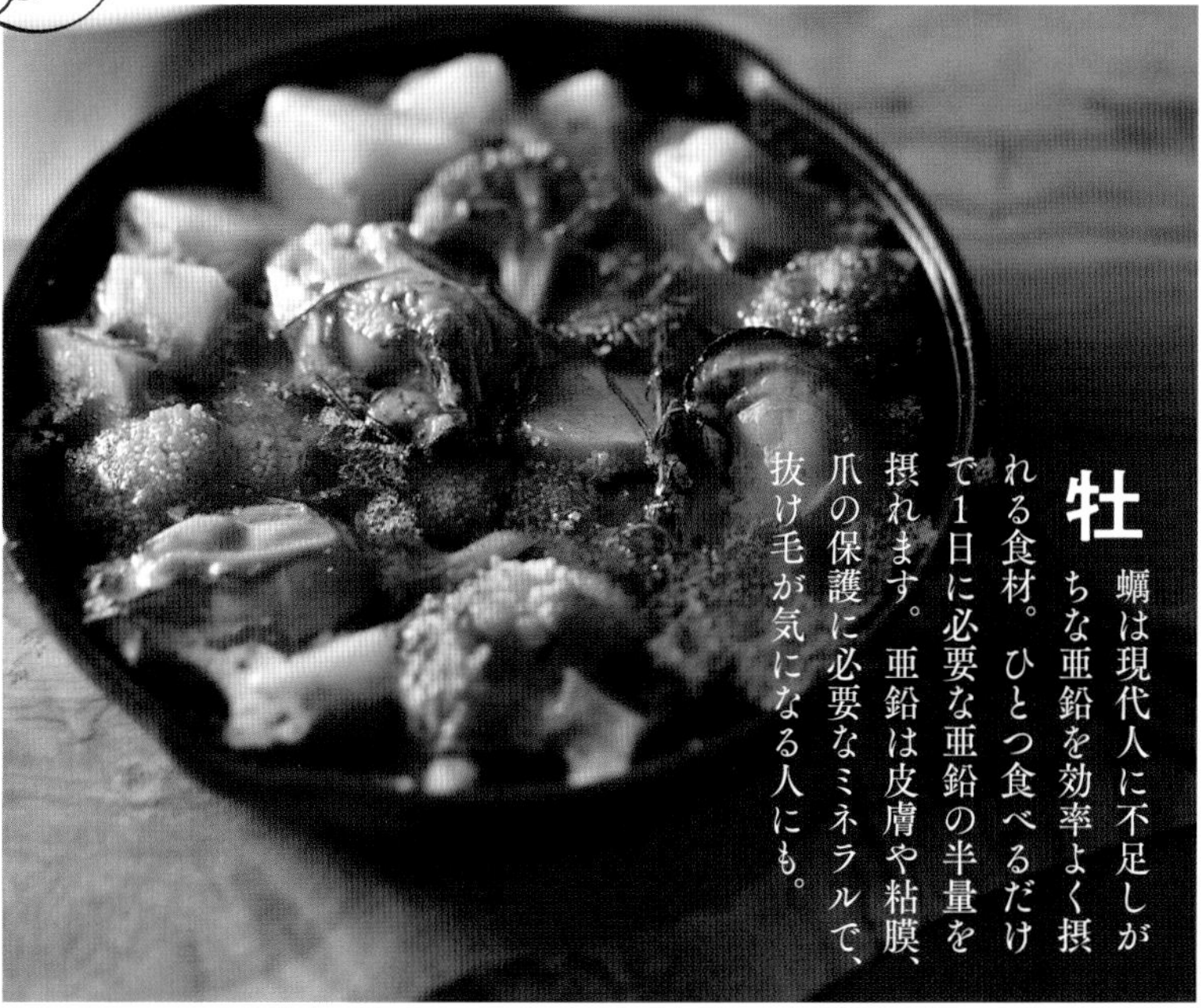

牡蠣は現代人に不足しがちな亜鉛を効率よく摂れる食材。ひとつ食べるだけで1日に必要な亜鉛の半量を摂れます。亜鉛は皮膚や粘膜、爪の保護に必要なミネラルで、抜け毛が気になる人にも。

牡蠣と里芋のアヒージョ

材料（2人分）

牡蠣……………………… 6個
　塩、片栗粉……… 各小さじ1
ブロッコリー…………… 30g

A
- 里芋（大）……… 3個（150g）
- オリーブオイル…… 150mℓ
- 鷹の爪の小口切り
  ………………… ¼本分
- にんにくの薄切り‥ 1片分
- タイム……………… 1本
- ローズマリー………… 1本
- ブラックペッパー…… 少々
- 塩……………… 少々（2g）

作り方

1 牡蠣は塩と片栗粉をまぶし、水で流して汚れをとる。ブロッコリーは小房に分ける。Aの里芋は皮をむき、3cm角に切る。

2 鍋にAをすべて入れ、弱火で煮る。里芋に竹串がすーっと通るようになったら、牡蠣とブロッコリーを入れ、火が通るまで煮る。

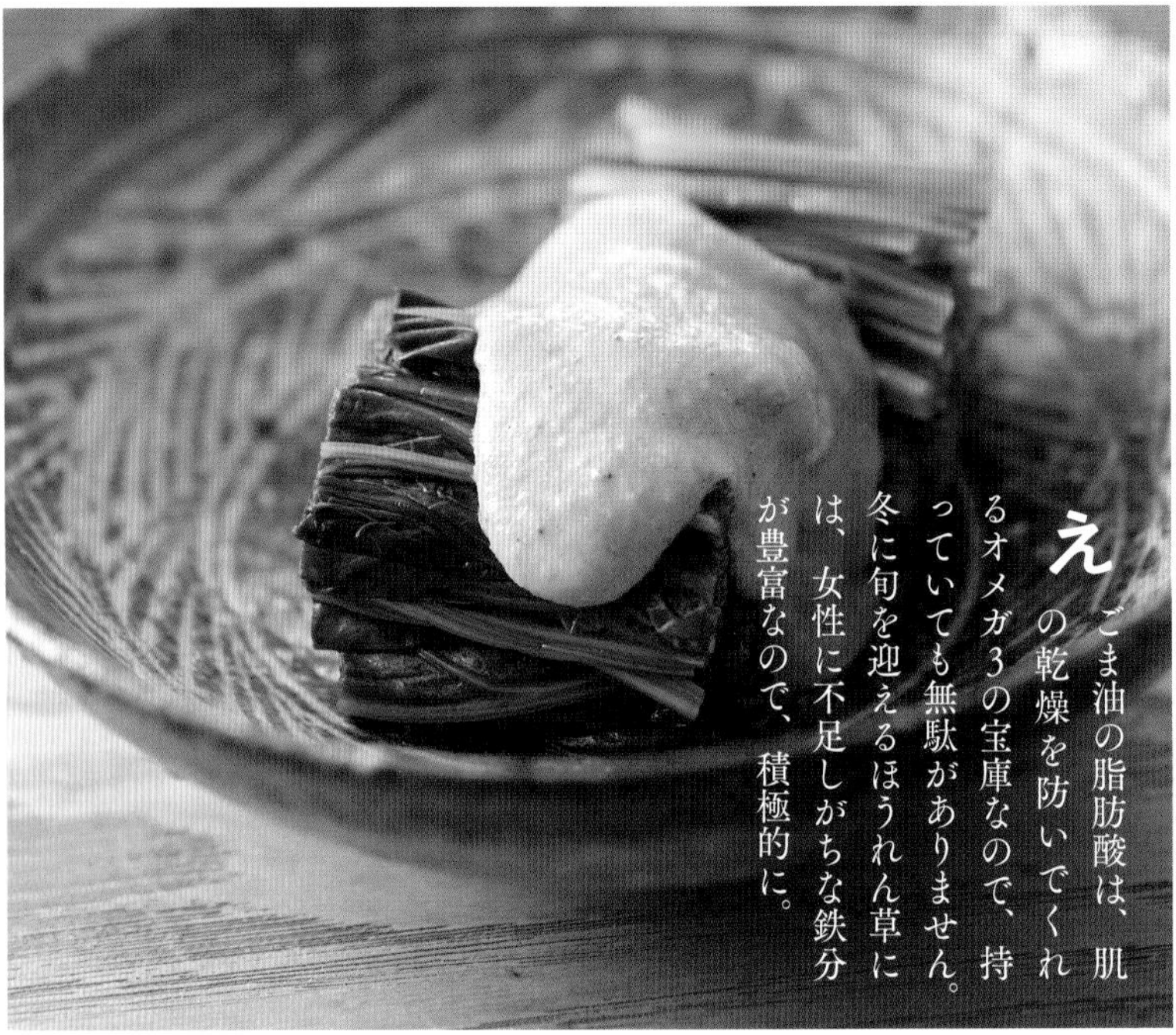

えごま油の脂肪酸は、肌の乾燥を防いでくれるオメガ3の宝庫なので、持っていても無駄がありません。冬に旬を迎えるほうれん草には、女性に不足しがちな鉄分が豊富なので、積極的に。

ほうれん草のおひたし ごまだれがけ

材料（2人分）

ほうれん草……………………1束

〈ごまだれ〉

白練りごま…………………25g
白味噌…………………………20g
白すりごま……………小さじ1
えごま油………………小さじ1
薄口醤油………………小さじ1
水………………………………20mℓ

作り方

1 鍋に湯を沸かし、ほうれん草の軸側を入れて30秒、全体を入れてさらに30秒ゆでる。氷水にとって水けをきる。幅5cmに切って器に盛る。

2 ごまだれの材料をよく混ぜて、1にかける。

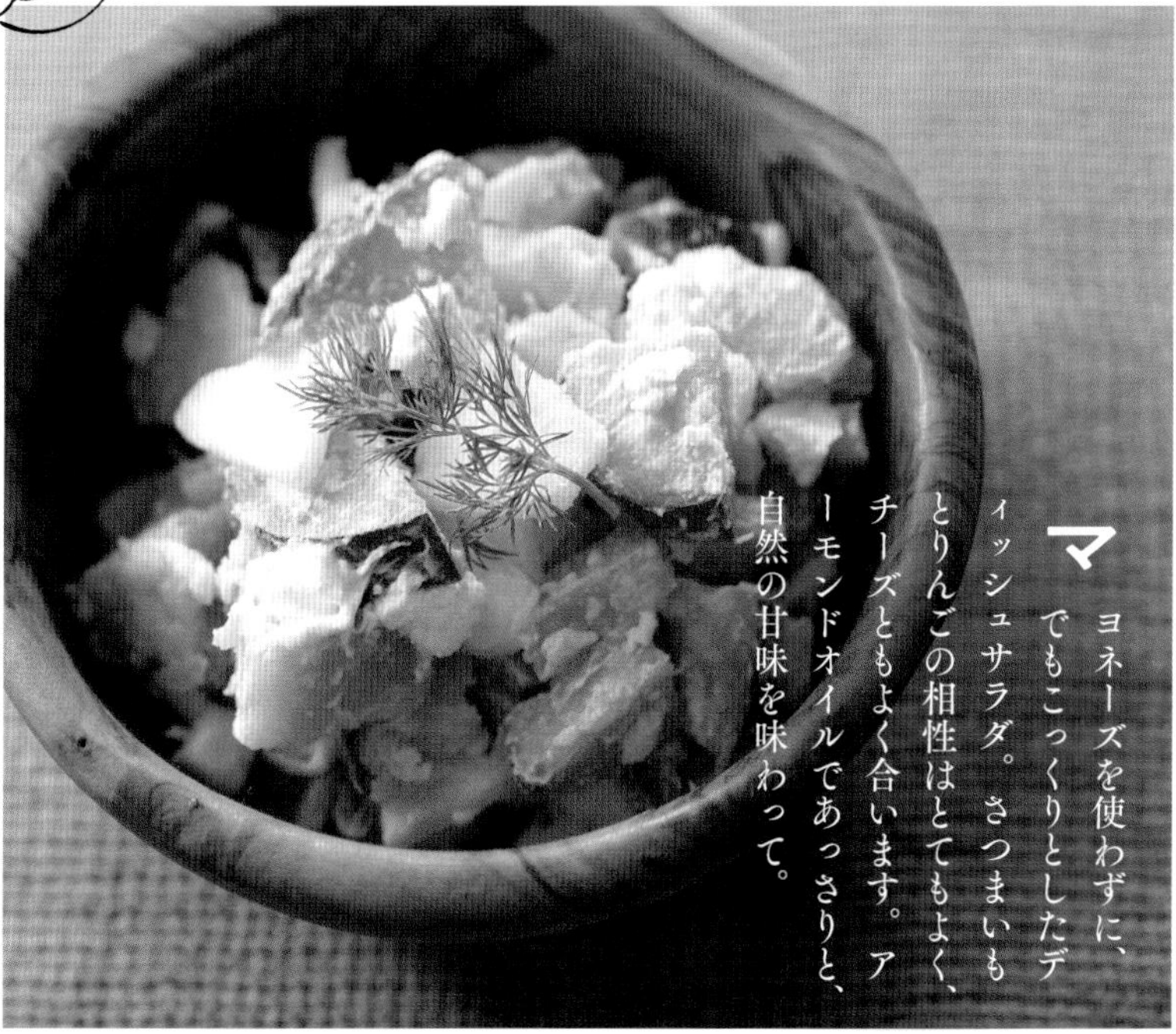

マヨネーズを使わずに、でもこっくりとしたディッシュサラダ。さつまいもとりんごの相性はとてもよく、チーズともよく合います。アーモンドオイルであっさりと、自然の甘味を味わって。

さつまいもとりんごの
アーモンドオイルサラダ

材料（2人分）

さつまいも ……… 1/2本（150g）
　塩 ……………………… 少々
りんご …………… 1/12個（30g）
クリームチーズ ………… 50g
アーモンドオイル …… 小さじ1
レモン汁 ………………… 少々
塩 ………………………… 少々
ディル …………………… 適量

作り方

1 さつまいもは厚さ2㎝のいちょう切りにする。軽く塩をふり、湯気のたったせいろで20分ほど蒸し、ボウルに入れて冷ます。

2 りんごは厚さ4㎜のいちょう切りにする。クリームチーズは1㎝角に切る。

3 **1**、**2**、アーモンドオイル、レモン汁、塩を混ぜ、器に盛り、ディルを添える。

冬は空気が乾燥しやすく、夏ほど水分も摂らない人が増えます。そんなときには鍋もので温まりつつ、体に潤いを。青背の魚の脂質には血流をよくする働きがあり、滞りがちな冬にぴったりなのです。

ブリと大根の酒粕鍋

材料（2人分）

ブリの切り身…………2切れ
　塩……………………少々
大根……………………8㎝
白菜の葉（芯が多い部分）…2枚
春菊……………………20g
ゆずの皮………………少々
だし汁…………………400㎖
にんじん
　……厚さ8㎜の斜め切り2枚
A
　酒粕………………50g
　白味噌……………25g
　麹味噌……………20g
　水…………………100㎖

作り方

1 ブリは塩をふり、30分ほどおき、熱湯をかけて湯引きする。

2 大根は厚さを4等分にする。白菜は幅4㎝のそぎ切りにする。春菊は幅4㎝に切る。ゆずの皮はせん切りにする。

3 鍋にだし汁と大根を入れ、やわらかくなるまで煮る（煮詰まりそうなら水を足す）。

4 白菜、にんじん、ブリを加え、ふたをし、中火で煮る。ブリに火が通ったら混ぜた**A**を加えて、5分ほど煮る。

5 仕上げに春菊、ゆずの皮をのせ、軽く火を通す。

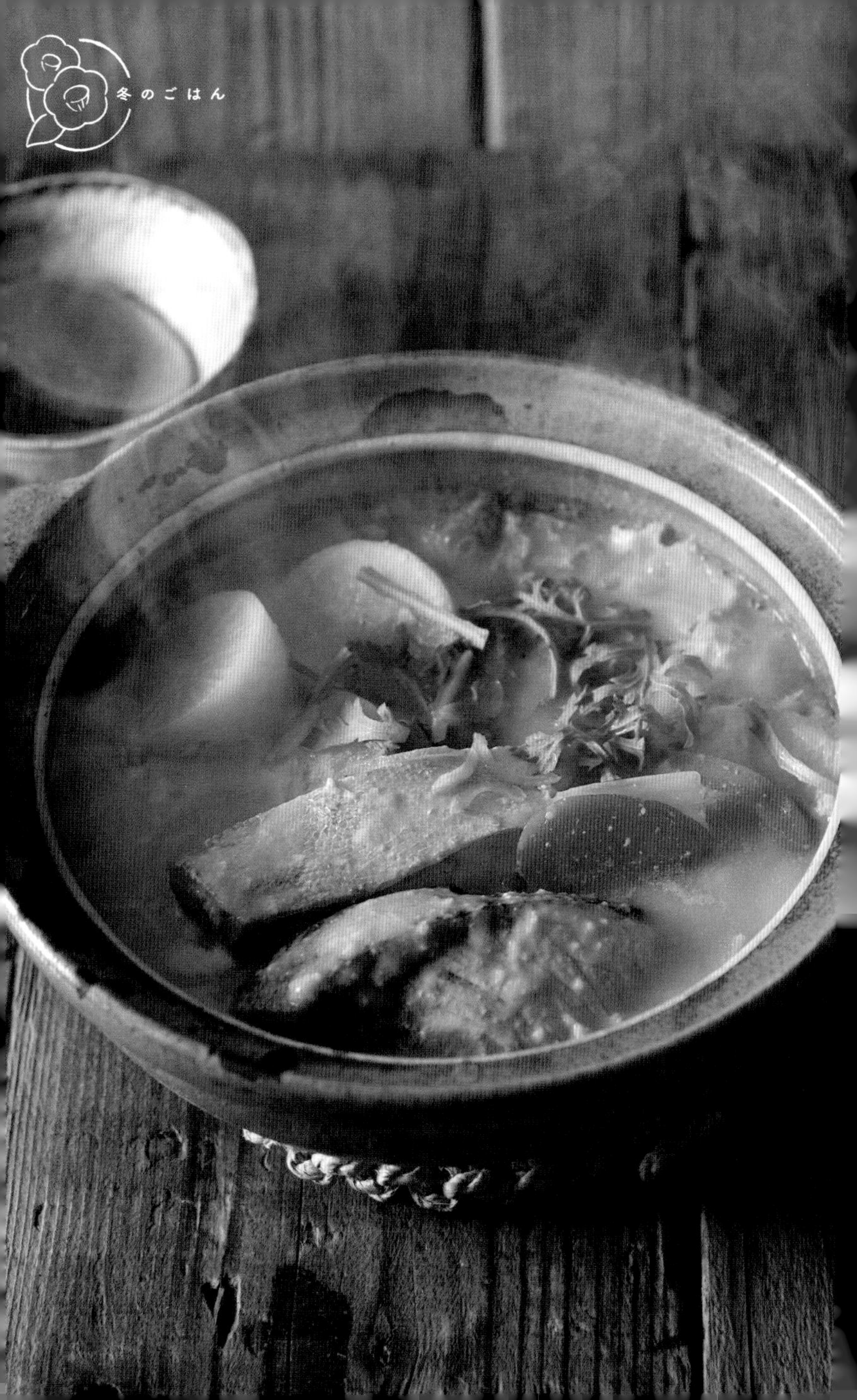

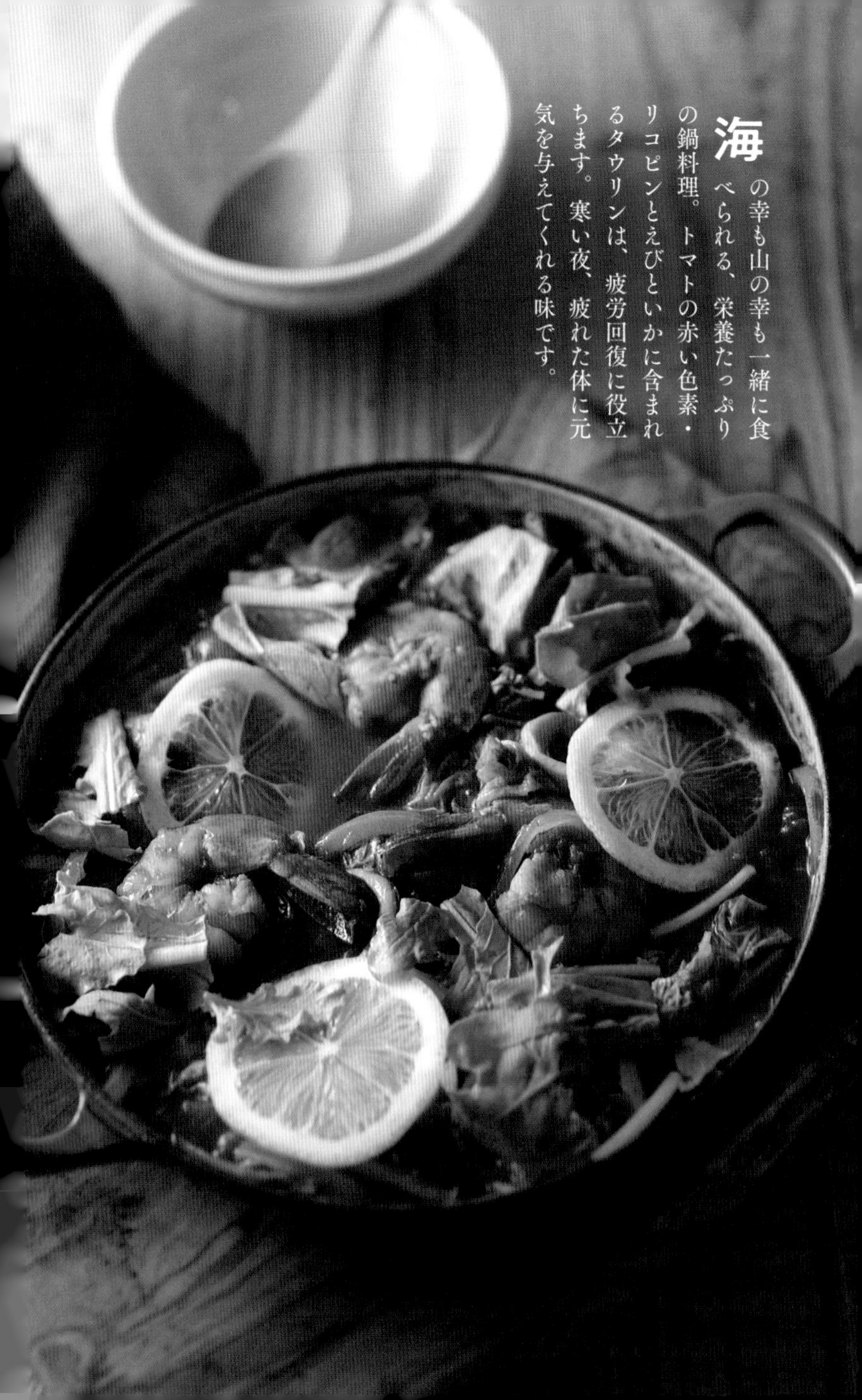

海の幸も山の幸も一緒に食べられる、栄養たっぷりの鍋料理。トマトの赤い色素・リコピンとえびといかに含まれるタウリンは、疲労回復に役立ちます。寒い夜、疲れた体に元気を与えてくれる味です。

えびといかと鶏肉の トマトレモン鍋

材料（2人分）

殻付きえび……………… 4尾
いか…………………… ½杯
鶏モモ肉…………………80g
しめじ……………… ½パック
玉ねぎ…………………… ¼個
白菜………… 3～4枚（300g）
ルッコラ………………… 2本
オリーブオイル……… 大さじ1

A
ホールトマト缶…… 200g
水…………………… 100㎖
濃口醤油………… 大さじ1
玄米甘酒………… 大さじ2
オレガノ（パウダー）
……………… 2～3ふり
にんにくのみじん切り
…………………… 1片分
コリアンダー（パウダー）
……………… 2～3ふり

プチトマト……………… 2個
レモン汁……………… 小さじ2
レモンの輪切り………… 3切れ
仕上げ用のオリーブオイル
……………………… 大さじ1

作り方

1 えびは内臓と殻を除き、背に切り目を入れて、竹串で背ワタをとる。いかは幅1㎝の輪切りにする。鶏肉は4等分する。しめじは石づきをとってほぐす。玉ねぎは繊維に沿って幅5㎜のくし形に切る。白菜は、葉は幅4㎝に、芯は繊維に沿って2×4㎝に切る。ルッコラは幅3㎝に切る。

2 鍋にオリーブオイルを熱し、鶏肉、えび、いか、しめじ、玉ねぎを中火で炒める。全体がなじんだら、**A**を入れ、トマトを木べらで軽くつぶし、弱火にして10分ほど煮る。

3 白菜とプチトマトを加え、さらに3分ほど煮る。レモン汁を加えてひと煮立ちさせ、火を止める。

4 仕上げにルッコラとレモンをのせ、仕上げ用のオリーブオイルをふる。

消化によく、滋養のある韓国風メニュー。シンプルに食材をコトコト煮込むだけで、体が芯からポカポカ温まるお粥ができます。鶏肉のたんぱく質やコラーゲンも摂れ、疲労回復につながります。

サムゲタン風玄米粥

材料（2人分）

鶏手羽元…………………5本
しょうが…………………$\frac{2}{3}$片
にんにく…………………$\frac{1}{2}$片
水……………………600mℓ
酒……………………50mℓ
玄米ごはん……………200g
松の実………………小さじ2
クコの実……………小さじ1
ブラックペッパー………少々
塩……………………少々

作り方

1 手羽元は熱湯にくぐらせ、軽く洗う。しょうがはせん切り、にんにくは薄切りにする。

2 鍋に1の手羽元、分量の水、酒、しょうが、にんにくを入れ中火にかける。沸騰したら弱火にし、鶏肉がやわらかくなるまで1～2時間煮る。煮詰まりそうなら水を足す。

3 手羽元の肉をほぐし、骨を除く。玄米ごはんを入れてほぐし、松の実、クコの実を加え、弱火でお粥状になるまで煮る。

4 器に盛り、ブラックペッパーと塩で味をととのえる。

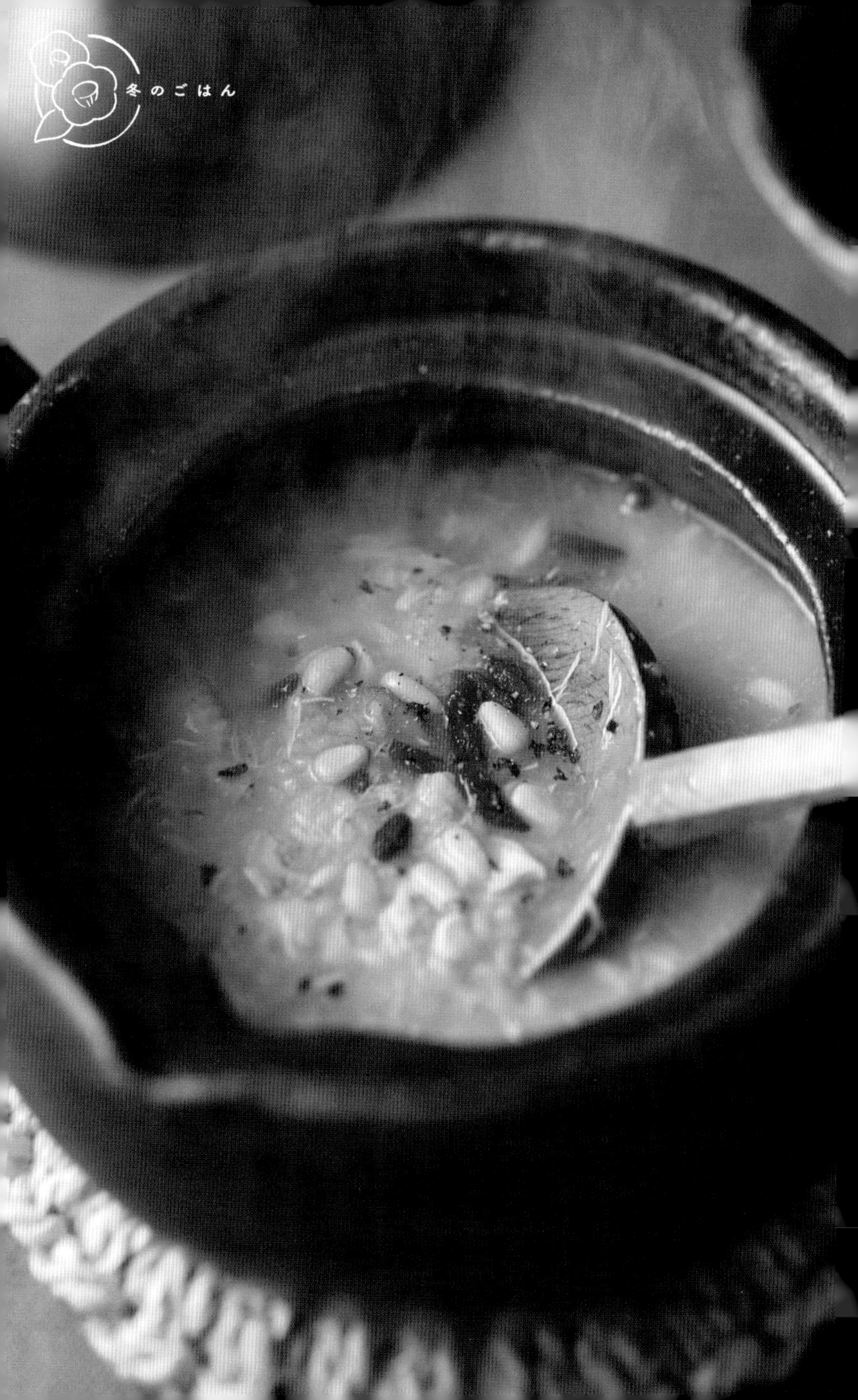

低温調理について

自然に存在するすべての食材は、それぞれの味、香り、栄養素を持っています。〝料理〟とは、それらをいかに組み合わせ、魅力を引き出し、健康に結びつけるかではないかと思うのです。

素材同士を組み合わせるときや、味を引き出すときに有効な方法のひとつに「低温調理」があります。弱火でじっくりと、少しずつ加熱するのは食材にとってとても優しいアプローチです。

「低温調理」というと、おしゃれなレストランで出される料理のイメージがある方もいるかもしれませんが、そんなに難しいわけではありません。特別な器具も必要なし。誰にでもできます。たとえば、常温の水や油に素材を入れてから火にかけ、少しずつ温度を上げていくのも低温調理なのです。

たとえば、煙が出るほど熱い油に入れた素材はきゅっ！　とやけどしたように縮こまりますが、冷たい油に入れて、ゆるゆると少しずつ火を通した素材では、そもそもの魅力をしっかり味わえると思いませんか？

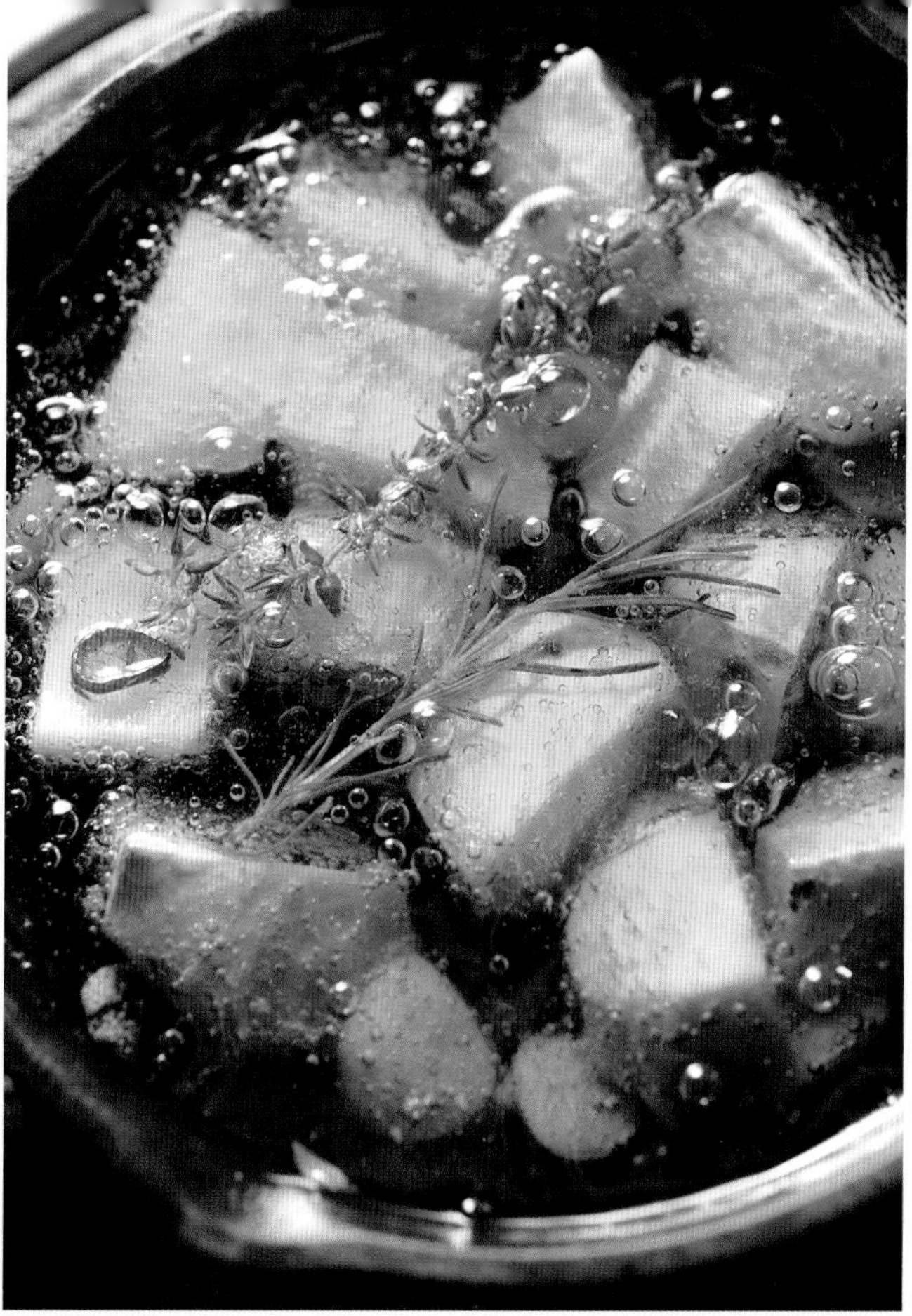

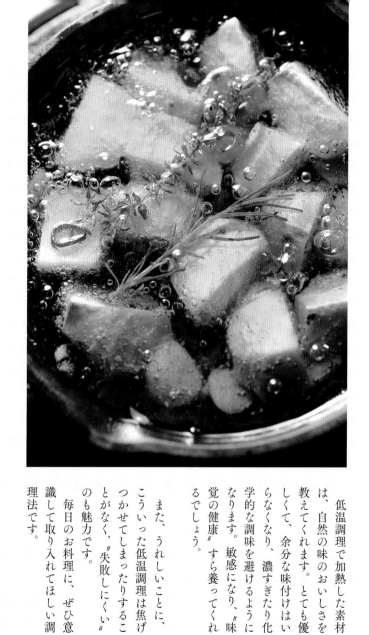

低温調理で加熱した素材は、自然の味のおいしさを教えてくれます。とても優しくて、余分な味付けはいらなくなり、濃すぎたり化学的な調味を避けるようになります。敏感になり、〝味覚の健康〟すら養ってくれるでしょう。

また、うれしいことに、こういった低温調理は焦げつかせてしまったりすることがなく、〝失敗しにくい〟のも魅力です。

毎日のお料理に、ぜひ意識して取り入れてほしい調理法です。

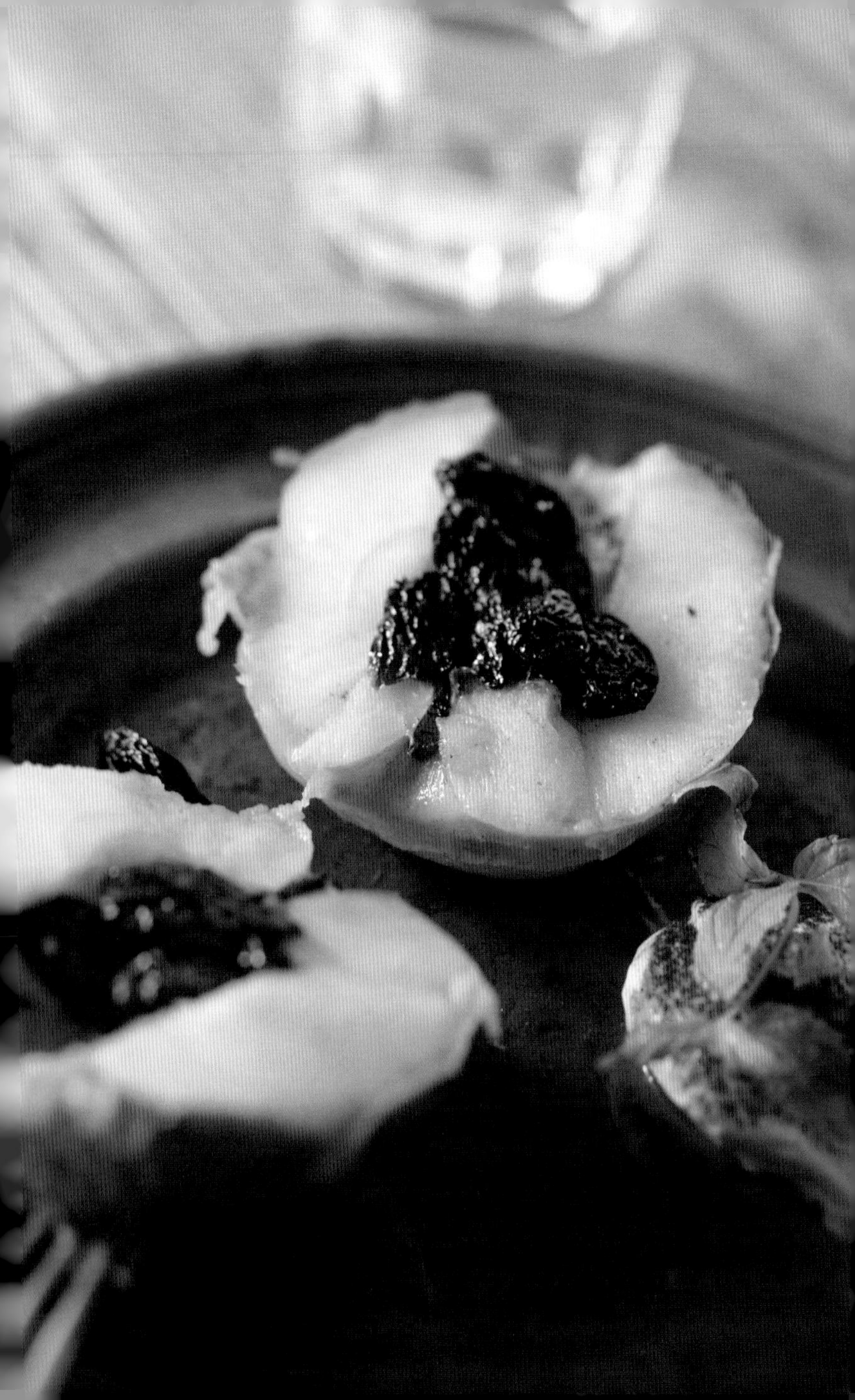

おやつ

スイーツは
心の栄養、
自然な甘味で
リラックス

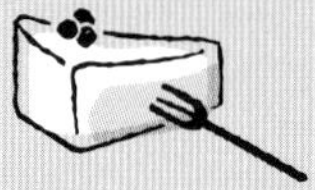

「実身美のおやつは罪悪感なく食べられる」と評判です。白砂糖を使わないので血糖値が急に上がったり、中毒性がありません。「スイーツはダメ」というのではなく、季節の素材が持つ自然な甘さは、心をしっかり満たしてくれる、やっぱりうれしい存在です。

おやつには自然のものを選べば健康な痩せ体質に

自然のものには、微量でも多種多様な栄養素や成分が含まれています。りんごひとつにしても、いくつものポリフェノールが複雑に入っていて、特に、無駄にできないのは皮と実の間に含まれる成分。甘いりんごですから糖質は多いけれど、その吸収を抑える成分がここにちゃんとあるのです。みかんだって、前にも書いたように、白い筋にはバイオフラボノイド、果肉には食物繊維が入っていて、糖質の吸収をゆるやかにしてくれます。

　こういった機能のある成分は、当然ですが市販のお菓子には入っていません。精製した砂糖やよくない油を使っているとしたら、脳が欲しがって渇望するようになってしまい、悪循環です。

　そして、ひとつひとつの成分を、ちょうどいい量だけサプリで摂ろうとしたら、どれほどお金がかかるでしょう（そして、売られてもいません！）。それよりも、高機能で安価な、自然のものをおやつにするのが正しいと思いませんか？

ケーキを焼いたりする時間がなくても、旬の果物やドライフルーツ（ただし、砂糖漬けになっているものはＮＧ）、ナッツやはちみつなど、自然なおやつはたくさんあります。これらには微量栄養素やファイトケミカルが豊富で、さらに精製された砂糖や加工油脂を避けることもできます。

糖質に偏らないようにするなら、良質なたんぱく質を含むゆで卵や、カルシウムも補給できる小魚アーモンドもおすすめです。

よく見かけるものだから価値に気づかないかもしれませんが、実は、自然のものは、工場では絶対に作れない素晴らしい機能を持っているのです。

こういった理にかなったおやつを食べていれば、味覚や食欲も正常になり、無理なく適正体重に落ち着くはずです。コンビニでお菓子を買う前に、少し考えて自分のためによりよいおやつを選ぶクセをつけたいですね。

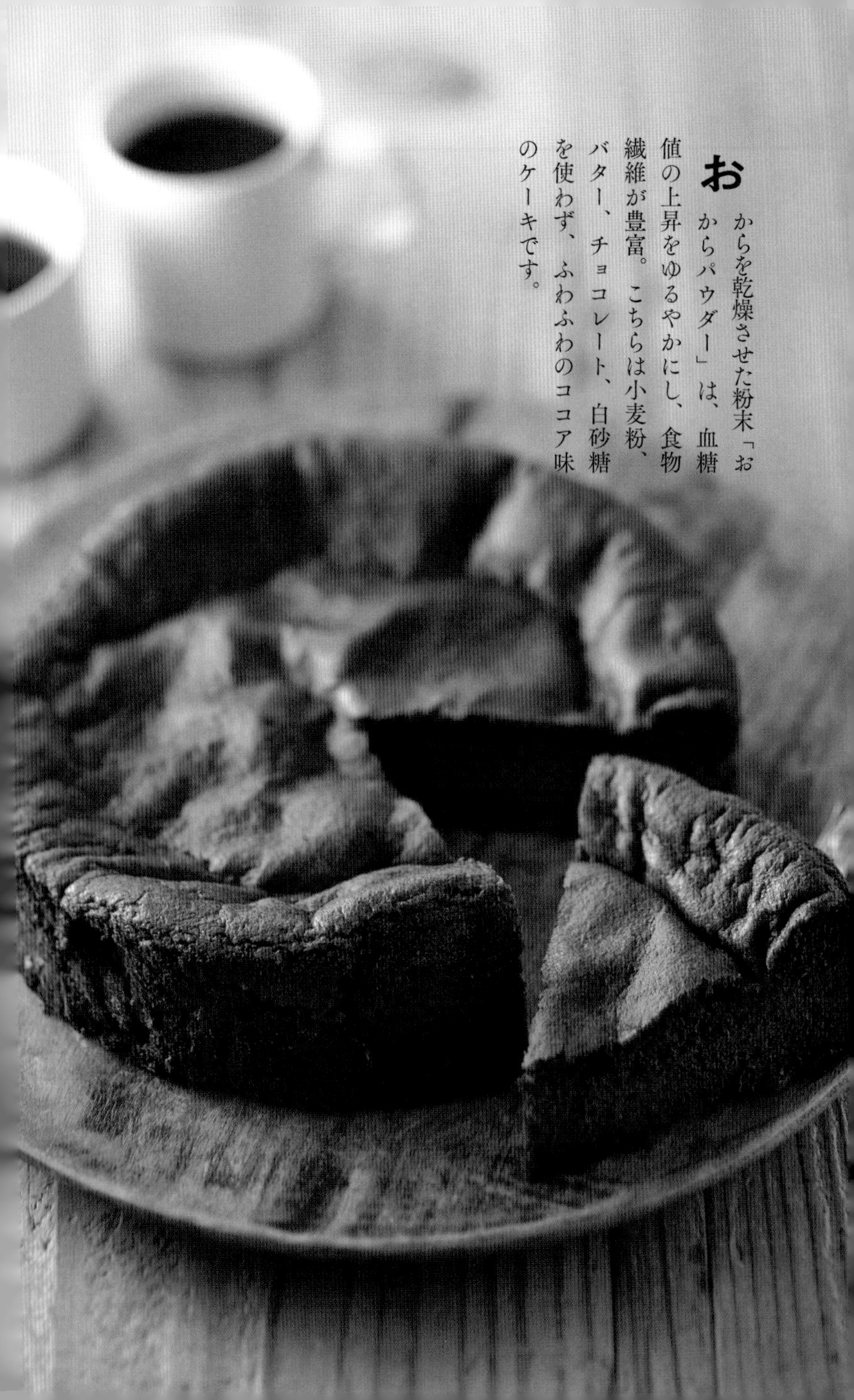

おからを乾燥させた粉末「おからパウダー」は、血糖値の上昇をゆるやかにし、食物繊維が豊富。こちらは小麦粉、バター、チョコレート、白砂糖を使わず、ふわふわのココア味のケーキです。

おからショコラ

材料（直径18㎝の丸型）

おからパウダー …………… 10g
くず粉 ………………………… 5g
ココアパウダー（無糖）…… 20g
きなこ ………………… 小さじ1
豆乳（無調整）……………… 80㎖
はちみつ …………………… 10g
米油（または液状の
ココナッツオイル）………… 22g
卵 ……………………………… 2個
黒砂糖 ……………………… 30g
くるみ（あれば）…………… 10g
塩 …………………… 少々（1g）

下準備

・型にオーブンシートを敷き込む。
・オーブンを180℃に予熱する。

作り方

1 ボウルにおからパウダー、くず粉、ココアパウダー、きなこを入れ、泡立て器でぐるぐる混ぜる。

2 別のボウルに豆乳、はちみつ、油を入れ、こちらも泡立て器でよく混ぜる。

3 **1**と**2**をよく混ぜる。

4 別のボウルに卵と黒砂糖を入れ、湯煎にかけながら、ハンドミキサーでもったりするまで泡立てる。

5 **4**の¼量を**3**に加えて泡立て器でしっかりと混ぜ、残りを加えてゴムべらでさっくりと混ぜる。

6 型にくだいたくるみを敷き、**5**を流し入れ、予熱したオーブンで35分ほど焼く。竹串をさし、なにもついてこなければ焼き上がり。

砂糖はまったく使わずに、甘酒と完熟バナナのナチュラルな甘味で楽しむシフォンケーキです。ココナッツオイルも甘い香りで、バナナとの相性は抜群。小麦粉も使わず、米粉でしっとり焼き上げます。

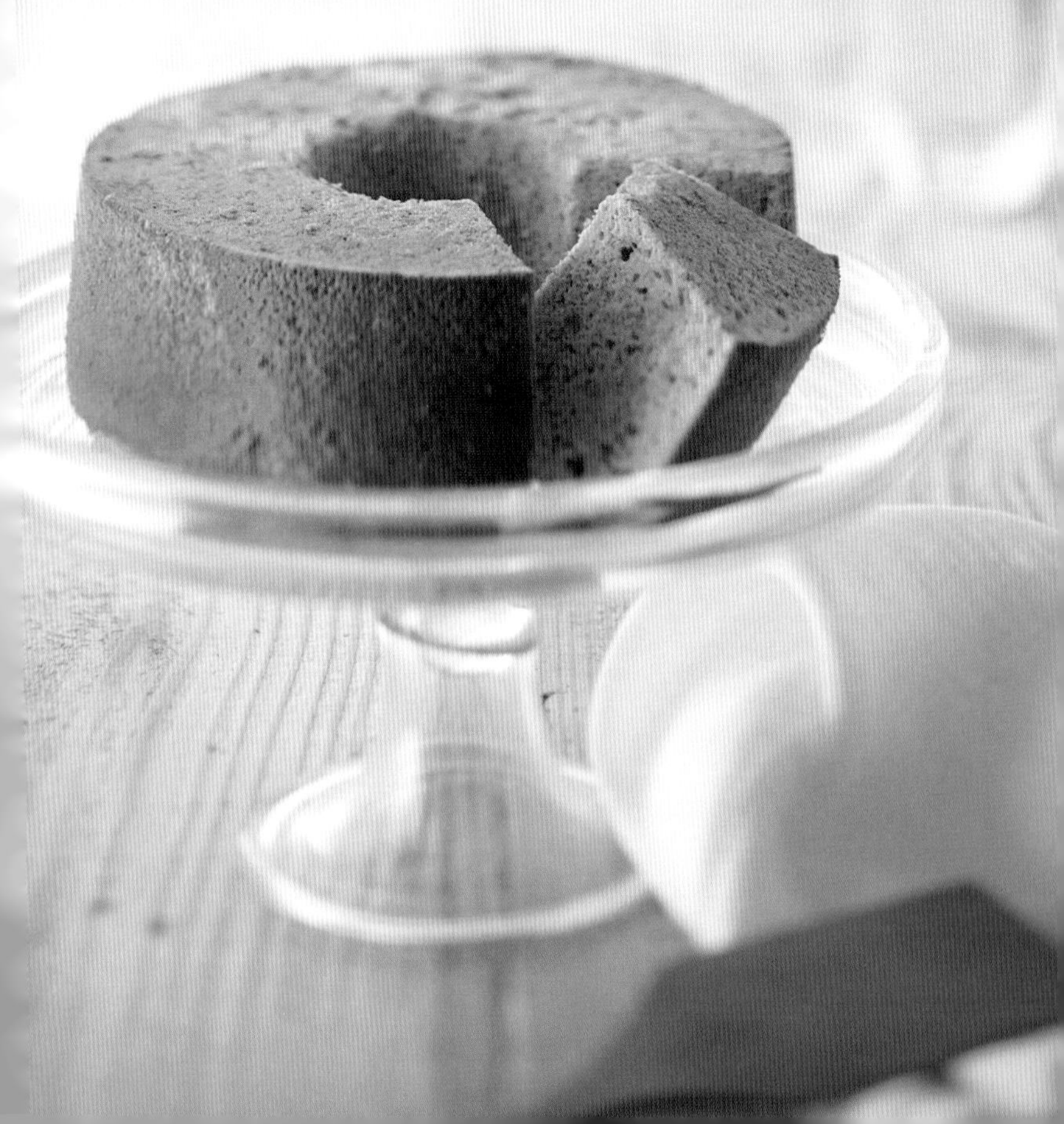

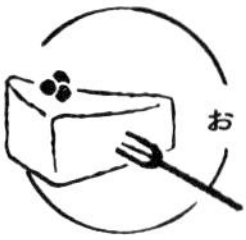

おやつ

バナナとココナッツオイルのノンシュガーシフォンケーキ

材料（直径17㎝のシフォン型）

完熟バナナ……………… 2本
玄米甘酒………………… 60g
卵………………………… 4個
ココナッツオイル…… 大さじ1
→かたまっていたら湯せんで液状にする
豆乳（無調整）………… 大さじ2
米粉……………………… 70g
塩………………………… 少々（1g）
レモン汁……………… 小さじ½

下準備

・オーブンを180℃に予熱する。
・卵は白身と黄身に分ける。

作り方

1 バナナはフォークなどでよくつぶし、玄米甘酒と混ぜる。

2 ボウルに卵黄を入れ、泡立て器で混ぜる。ココナッツオイルを少しずつ加え、そのつどしっかり混ぜて乳化させる。

3 豆乳を加えてさらに混ぜ、**1**、米粉を混ぜる。

4 別のボウルに卵白、塩、レモン汁を入れ、ハンドミキサーで角がツンと立つまで泡立てる。

5 **3**に**4**のメレンゲの⅓量を加えて泡立て器で混ぜる。残りのメレンゲを2回に分けて加え、ゴムべらでさっくりと切るように混ぜる。

6 型に流し入れ、数㎝持ち上げて落とす。数回繰り返して空気を抜く。表面をカードなどでならし、予熱したオーブンで20分、170℃に下げて10分焼く。焼き上がったら上下を返して冷ます。

寒天は水溶性食物繊維の宝庫です。ジャスミンティーのオリエンタルな香りを閉じ込めて、寒天でかためればそれだけでもヘルシーなデザートになります。甘酒味のココナッツミルクスープに浮かべて。

ジャスミン寒天入り
ココナッツ甘酒

材料（2人分）

〈ジャスミン寒天〉

ジャスミン茶のティーバッグ
　……………………………1個
　水…………………………75mℓ
粉寒天…………小さじ¼（1g）
　水…………………………50mℓ
はちみつ……………小さじ1

〈ココナッツ甘酒〉

ココナッツミルク……200mℓ
玄米甘酒………………130g
水…………………………50mℓ
しょうがのすりおろし
　……………………少々（2g）

作り方

1 ジャスミン寒天を作る。ジャスミン茶用の水を沸騰させ、ティーバッグから茶葉を取り出して入れ、1～2分蒸らす。茶こしでこす。

2 小鍋に粉寒天と寒天用の水を入れて中火にかけ、沸騰したら1分ほど煮て火を止める。

3 **1**と**2**を混ぜ、はちみつを溶かし、バットなどに移す。粗熱がとれたら冷蔵庫に入れて1時間ほど冷やしかためる。

4 ココナッツ甘酒の材料をすべて混ぜる。

5 **3**を崩してグラスに入れ、**4**を注ぐ。好みで氷を入れてもよい。

おやつ

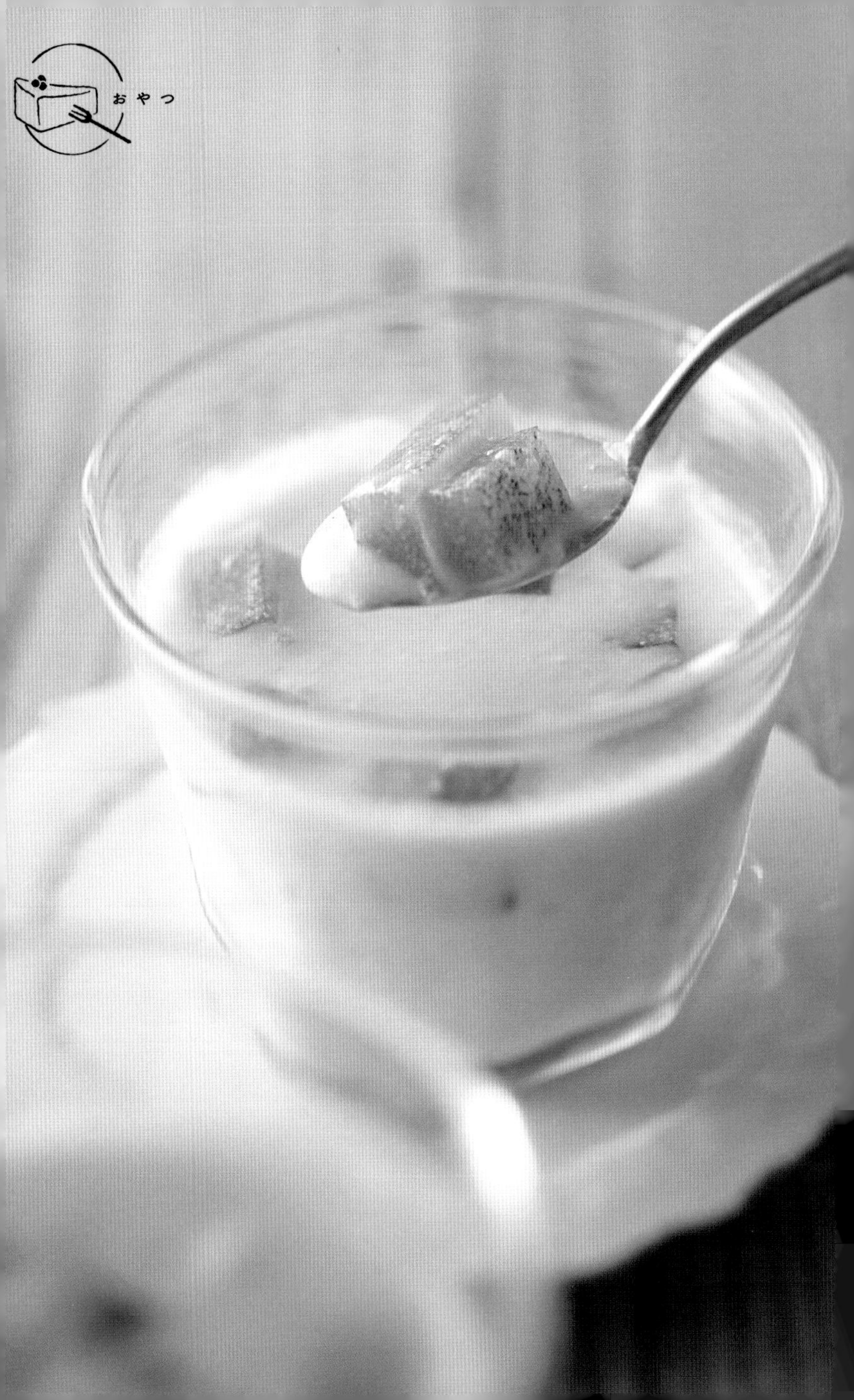

りんごをしっかり焼いて甘味を凝縮。砂糖を使わず、果物とはちみつの甘さにマスカルポーネのコクを添えてナチュラルなデザートに仕上げます。アイスクリームを添えてもおいしいです。

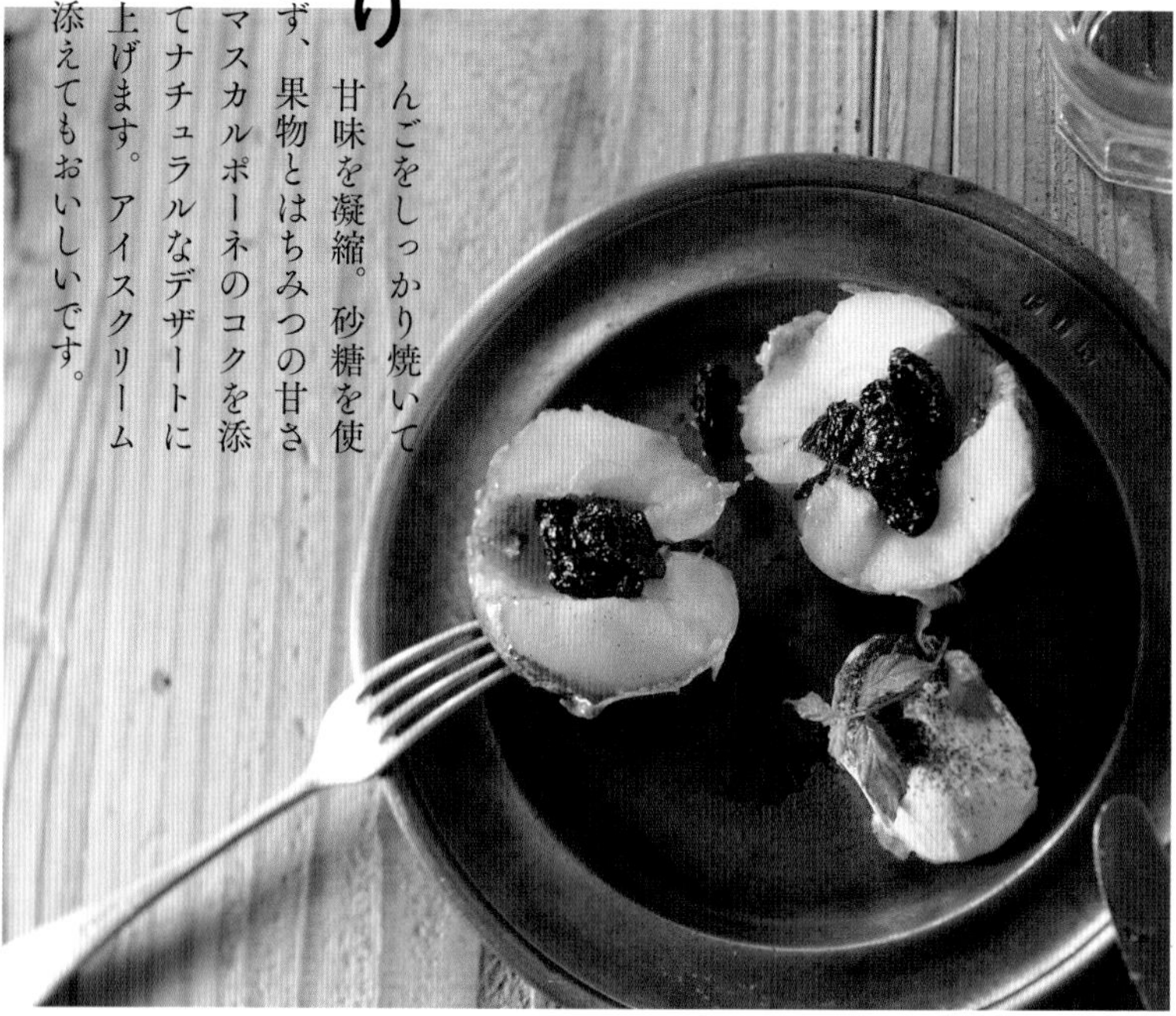

焼きりんごのマスカルポーネ添え

材料（2人分）

りんご……………………2個
レーズン…………………30g
バター……………………20g
シナモン（粉末）…………少々
マスカルポーネ…………40g
ミントの葉………………適量
ココアパウダー（無糖）……適量
はちみつ……………お好みで

下準備

・オーブンを200℃に予熱する。

作り方

1 りんごは芯をくり抜き、レーズン、バターを入れ、シナモンを振り入れる。
2 竹串で皮に数カ所穴をあける。
3 天板にのせ、予熱したオーブンで20～25分焼く。
4 皿に盛り、マスカルポーネとミントを添え、ココアをふる。好みではちみつをかける。

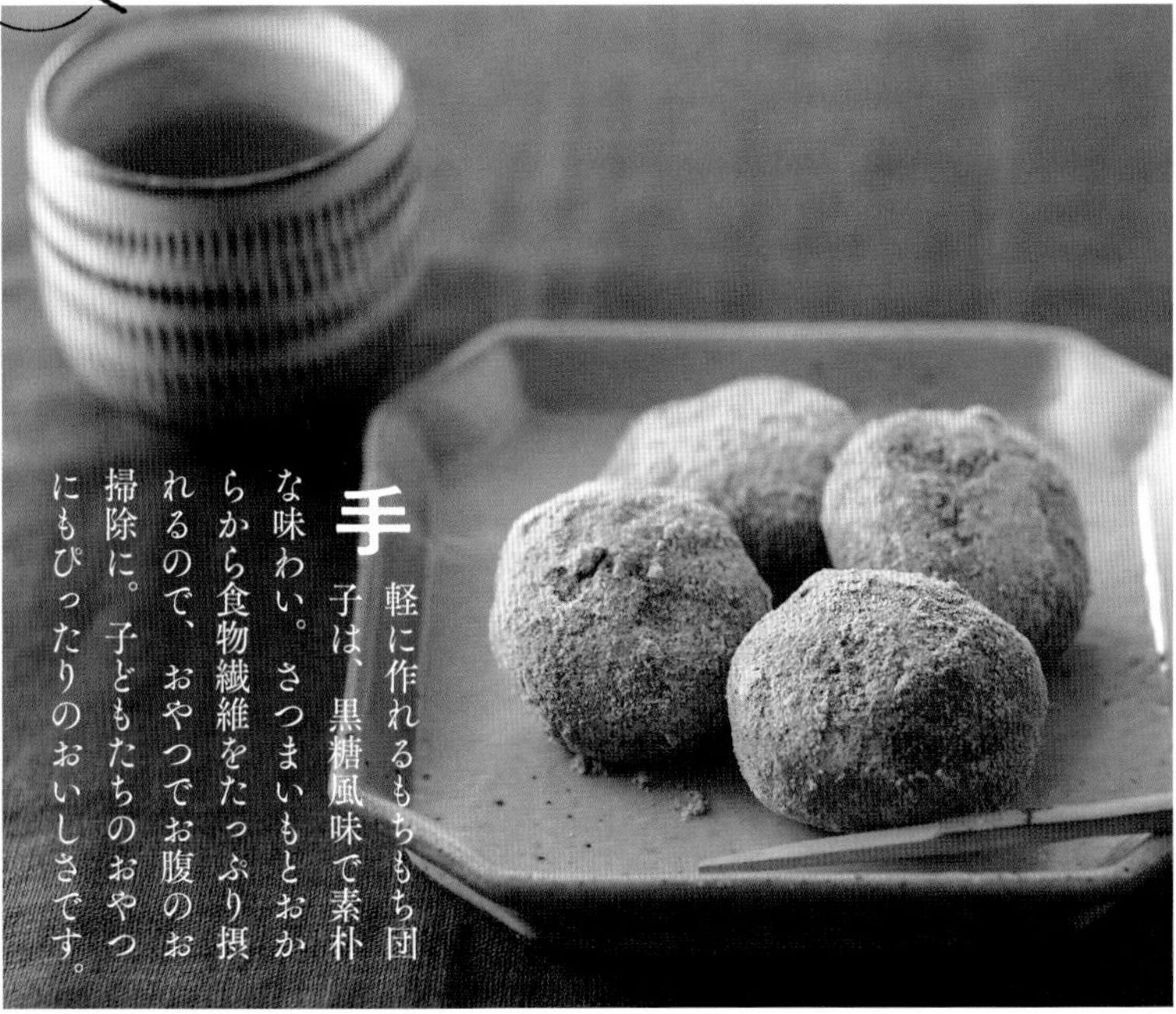

手軽に作れるもちもち団子は、黒糖風味で素朴な味わい。さつまいもとおからから食物繊維をたっぷり摂れるので、おやつでお腹のお掃除に。子どもたちのおやつにもぴったりのおいしさです。

さつまいもとおからの黒糖もちもち団子

材料（2人分）

さつまいも……150g
塩……少々（1g）
黒砂糖（粉末）……大さじ1
おからパウダー……大さじ1
片栗粉……大さじ3
水……大さじ2
揚げ油（米油）……適量

〈仕上げ〉
黒砂糖（粉末）……大さじ½
きなこ……大さじ2
塩……ひとつまみ

作り方

1 さつまいもは皮付きのまま厚さ1cmのいちょう切りにする。塩をふり、20分ほど蒸す。

2 ボウルに**1**、黒砂糖、おからパウダー、片栗粉、水を入れ、よく混ぜる。4等分し、平たく丸める。

3 揚げ油を180℃に熱し、**2**を色よく揚げる。

4 バットなどに仕上げの材料をすべて入れて混ぜ、揚げたての**3**を入れてまぶす。冷めるとかたくなるので熱いうちにいただく。

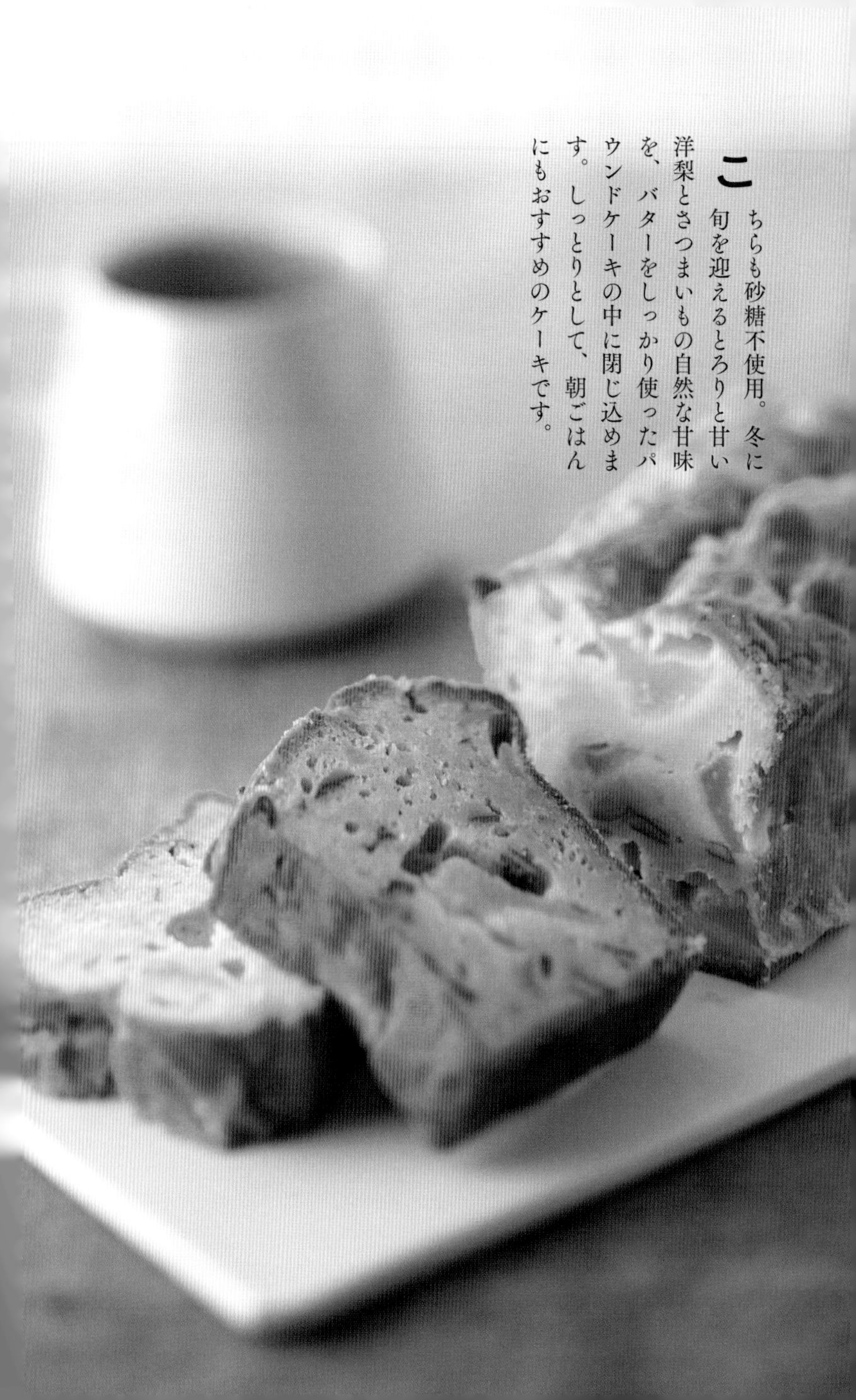

こちらも砂糖不使用。冬に旬を迎えるとろりと甘い洋梨とさつまいもの自然な甘味を、バターをしっかり使ったパウンドケーキの中に閉じ込めます。しっとりとして、朝ごはんにもおすすめのケーキです。

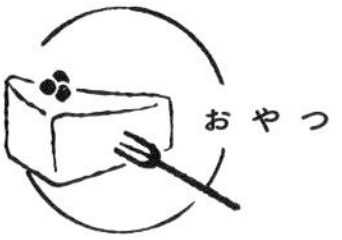

洋梨とさつまいものパウンドケーキ

材料（18×8cmのパウンド型1台分）

さつまいも……………150g
洋梨…………½個（正味150g）
バター…………………100g
ココナッツオイル………10g
米粉……………………100g
塩…………………少々（1g）
ベーキングパウダー‥小さじ½
卵………………………2個
はちみつ……………大さじ1

下準備

・バターとココナッツオイルと卵は常温に戻す。
・型にオーブンシートを敷き込む。
・オーブンを170℃に予熱する。

作り方

1 さつまいもは皮付きのまま幅1cmのいちょう切りにし、やわらかくなるまで蒸し、マッシュする。洋梨は厚さ1cmに切る。

2 ボウルにバターとココナッツオイルを入れ、泡立て器でペースト状になるまで混ぜる。

3 米粉、塩、ベーキングパウダーを加え、泡立て器で粉けがなくなるまで混ぜる。

4 溶いた卵を3～4回に分けて加え、そのつどよく混ぜる。途中、分離しても混ぜ続ける。

5 **1**とはちみつを加え、ゴムべらで大きく混ぜる。型に流し入れ、数cm持ち上げて落とす。数回繰り返す。

6 予熱したオーブンで10分焼き、表面に切り目を入れ、さらに40分ほど焼く。竹串をさし、なにもついてこなければ焼き上がり。

小麦粉を使わずにおからパウダーだけで作るため、グルテンフリー。糖質控えめのおやつです。きび砂糖は使いますが、白味噌の甘味と塩味のコントラストが、素材の味を際立たせてくれます。

おからと白味噌のシフォンケーキ

材料（直径17cmのシフォン型）

卵 ………………………… 4個
白味噌 ………………………… 40g
米油 ………………………… 60g
豆乳 ………………………… 100mℓ
おからパウダー ………………………… 40g
くず粉 ………………………… 10g
きび砂糖 ………………………… 25g

下準備

・オーブンを180℃に予熱する。
・卵は白身と黄身に分ける。

作り方

1 ボウルに卵黄と白味噌を入れ、泡立て器でしっかり混ぜる。油と豆乳を混ぜ、少しずつ加え、そのつど混ぜて乳化させる。

2 おからパウダーとくず粉を加えて混ぜる。

3 別のボウルに卵白を入れ、きび砂糖を3回くらいに分けて加え、ハンドミキサーで角がツンと立つくらいまで泡立てる。

4 **2**に**3**のメレンゲの⅓量を加えて泡立て器で混ぜる。残りのメレンゲを2回に分けて加え、ゴムべらでさっくりと切るように混ぜる。

5 型に流し入れ、数cm持ち上げて落とす。数回繰り返す。表面をカードなどでならし、予熱したオーブンで20分、170℃に下げて10分焼く。焼き上がったら上下を返して冷ます。

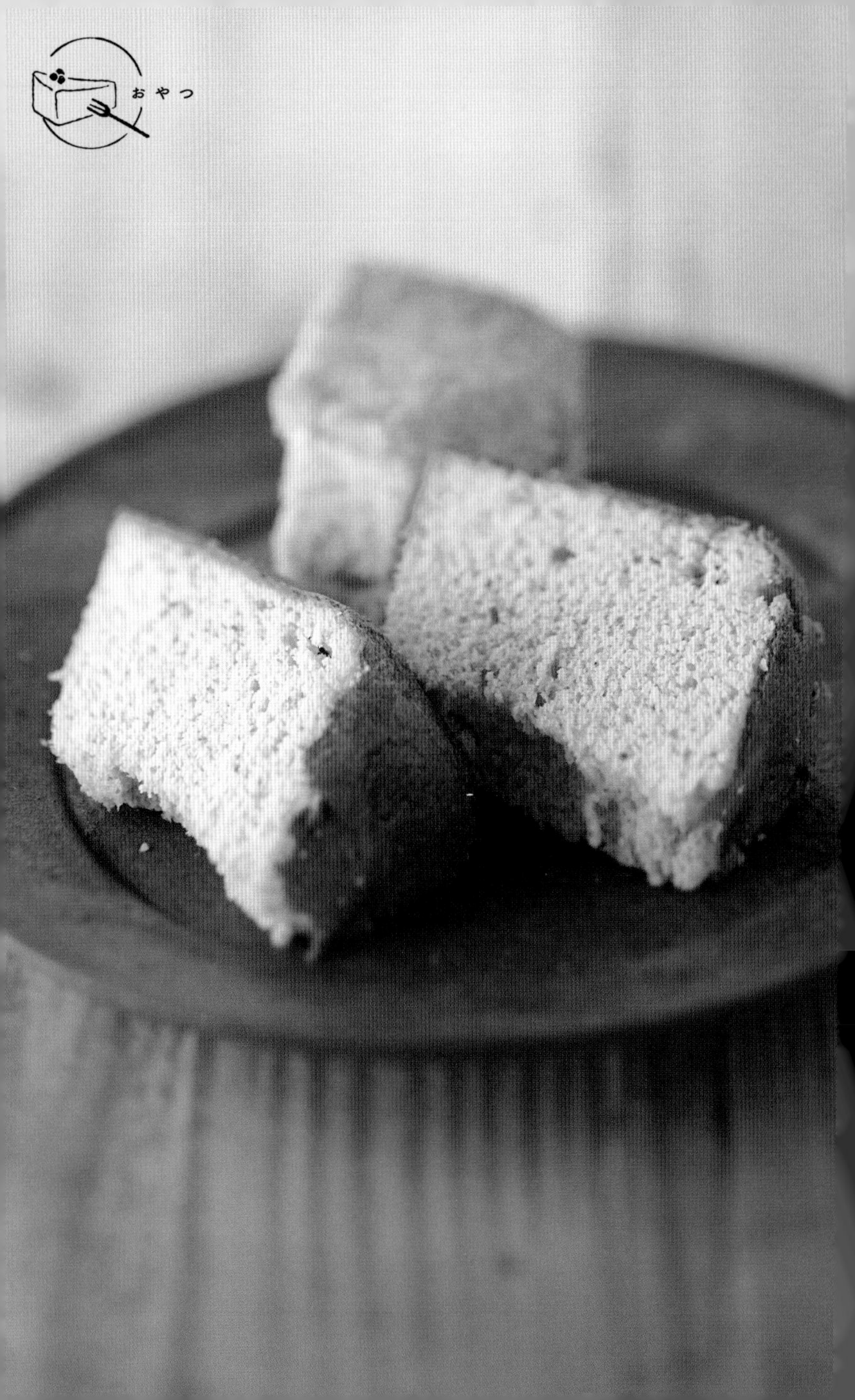

おわりに

まだ20代のＯＬだったころ、体調を崩したことがありました。
当時、仕事の帰りが遅くて夕食はコンビニのサラダとおにぎり。
ついでに買ったお菓子を食べ過ぎてしまうような生活。
まわりを見渡しても、同じような食生活の友人ばかりです。
「もっと女性が気軽に、健康的な食事ができるお店があればいいのに……」
そんな思いから、玄米カフェ「実身美」を作りました。

日本の女性は、本当によく働いていると思います。
男性と同様に社会で働いている人、ワンオペで家事・子育てに奮闘している人、その両方をこなしている人……。

でも、女性の体は男性に比べて繊細で敏感です。
仕事のストレスやホルモンバランスの変化で、かんたんに調子を崩してしまいます。

忙しい毎日に、手軽なストレス発散として、ついつい甘いお菓子やチョコレート、スナック菓子を食べてしまうという人も少なくありません。でも、これは体が欲しがっている栄養ではなく、砂糖や油が〝脳の報酬〟系だから。

本来、ストレスでダメージを受け疲れた体は、玄米や抗酸化力のある野菜や果物、良質なたんぱく質など、自然な食事で癒してあげるべきなのですが、脳が欲しがるお菓子に手が伸びてしまう。残念ながら、それでは体に必要な栄養を摂ることができません。

この本のテーマにした〝養生〟とは、広義では人間の体だけでなく、さまざまなものごとを「本来あるべき状態に戻すこと」という意味です。

さまざまな矛盾を抱えて生活している私たちにとって、自然でおいしい食事を、楽しく食べ、ぐっすりと眠ることはまさに〝養生〟です。栄養素をきちんと体内に取り入れることができたら、きっと目が覚めるように元気になっていくことでしょう！
それは決して特別なことではなく、本来あるべき状態なのかもしれません。

最初からすべての食事を変えることは難しいでしょう。でも、お味噌汁1杯、玄米のおむすびひとつからでも食生活を変えてみませんか？　少しずつ体調や味覚が本来の感覚を取り戻し、「最近、なんだか調子がいいな」とゆるやかに変化していく。そんな新しい自分に出会えるはずです。

この本が、毎日精いっぱい頑張りながら、少しでも健康でいたい、美しくありたいと願う女性のみなさまのお手伝いになれば、こんなにうれしいことはありません。

2020年12月　「実身美」代表　大塚三紀子

実身美の養生ごはん

著者　大塚三紀子

2021年2月5日　初版発行
2023年6月1日　2版発行

発行者　横内正昭
編集人　青柳有紀
発行所　株式会社ワニブックス
〒150-8482
東京都渋谷区恵比寿4-4-9　えびす大黒ビル
ワニブックスHP　http://www.wani.co.jp/
お問い合わせはメールで受け付けております。
HPより「お問い合わせ」へお進みください。
※内容によりましてはお答えできない場合がございます。

印刷所　株式会社美松堂
製本所　ナショナル製本

ISBN978-4-8470-7018-1

Staff

撮影
鈴木正美（studio orange）

装丁・デザイン
細山田光宣
藤井保奈　鎌内 文
（細山田デザイン事務所）

構成
北條芽以

フードコーディネイト・スタイリング
中山暢子

フードアシスタント
高橋佳子

レシピ作成
江場一恵　川久保孝幸　森島奈津子
藤井智美　小川陽子　井上弘子
川内美津子
（実身美キッチンスタッフ）

校正
鈴木初江

編集
川上隆子（ワニブックス）